· 大国医用药心法丛书 ·

张景岳

用地黄

U0130043

李成文　刘桂荣◎总主编

王　振　刘桂荣◎主编

中国健康传媒集团

中国医药科技出版社

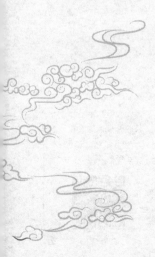

内 容 提 要

　　张景岳是明代杰出的医学家，因善用熟地，又有"张熟地"之称。本书按照地黄的药效与用法、方剂、临证论治、医案四部分对张景岳应用地黄的临床经验做了分类摘录和总结，以期对广大从事中医临床、教学的工作者，在研究地黄的临床应用方面能有所启发。

图书在版编目（CIP）数据

　　张景岳用地黄/王振，刘桂荣主编 . —北京：中国医药科技出版社，2021. 12

　　（大国医用药心法丛书）

　　ISBN 978 - 7 - 5214 - 2861 - 2

　　Ⅰ . ①张… 　Ⅱ . ①王… ②刘… 　Ⅲ . ①地黄 - 中药疗法 　Ⅳ . ①R282. 71

　　中国版本图书馆 CIP 数据核字（2021）第 252332 号

美术编辑　陈君杞
版式设计　友全图文

出版　**中国健康传媒集团** | 中国医药科技出版社
地址　北京市海淀区文慧园北路甲 22 号
邮编　100082
电话　发行：010 - 62227427　邮购：010 - 62236938
网址　www. cmstp. com
规格　880 × 1230mm $^1/_{32}$
印张　6
字数　163 千字
版次　2021 年 12 月第 1 版
印次　2021 年 12 月第 1 次印刷
印刷　三河市万龙印装有限公司
经销　全国各地新华书店
书号　ISBN 978 - 7 - 5214 - 2861 - 2
定价　**29. 00 元**

获取新书信息、投稿、为图书纠错，请扫码联系我们。

《大国医用药心法丛书》

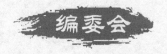

总主编　李成文　刘桂荣
编　委　（按姓氏笔画排序）
　　　　李　萍　李成年　杨云松
　　　　谷建军　胡方林　胡素敏
　　　　戴　铭

《张景岳用地黄》

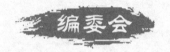
编委会

主　编　王　振　刘桂荣

副主编　相宏杰　王新彦　孙德舜

编　委　（按姓氏笔画排序）

　　　　王　尧　王　振　王新彦

　　　　韦美岐　朱　京　刘桂荣

　　　　许　坤　孙德舜　相宏杰

　　　　段展辉

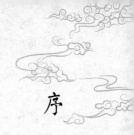

中医药是中华民族优秀文化的瑰宝，千年来赓续不绝，不断发扬光大，一直护佑着中国人民的健康，庇佑中华民族生生不息，并在世界范围内产生着越来越大的影响力和吸引力。中医药在数千年的发展中，涌现出众多的医家。正是这一代代苍生大医，使得中医药学世代传承，汇成了川流不息的文化长河，为中华民族的繁衍和百姓的健康提供了保障，功不可没。历史长河中的名家圣手，穷尽一生的努力，留下了毕生心血实践的理论及光辉的著作，不仅是中华民族更是全人类的宝贵财富。以四大经典为代表的典籍为中医理论体系奠定了基础，历代医家不断研究和阐发，使之不断充实、提高、发展。他们以继承不泥古、发扬不离宗的精神繁荣着中医学。当前，中医药发展虽然面临"天时、地利、人和"的大好局面，但我们对于中医理论的系统学习和创新研究还很迟缓，远未满足中医药事业发展的需要，以及社会进步和人民群众的需求。如何按照中医药自身发展的规律来加快理论创新，促进学术进步，是我们这一代中医学者面临的艰巨任务。历代前贤已经积累了丰富而实用的学术理论和实践经验，并形成了独到的临床诊疗技艺，但却还没有得到很好的传承，继承不足，创新也就缺乏动力，制约着中医药事业的持续健康发展。

幸运的是，我们党和政府高度重视中医药工作，特别是党的十八大以来，以习近平同志为核心的党中央把中医药工作摆在更加突出的位置，出台了一系列推进中医药事业发展的重要政策和措施，中医药改革发展取得显著成绩。在抗击新冠肺炎疫情过程中，中医药的应用取得了令人信服的成效，中医药方案具有独特性、可及性、社会性、安全性、经济性、多样性六大优势，获得了社会各界的普遍认可。古老的中医药历久弥新，正在被越来越多的人所接受。

《"健康中国 2030"规划纲要》提出，实施中医药传承创新工程，重视中医药经典医籍研读及挖掘，全面系统继承历代各家学术理论、流派及学说，不断弘扬当代名老中医药专家学术思想和临床诊疗经验，挖掘民间诊疗技术和方药，推进中医药文化传承与发展。这也是本丛书策划出版的初心和宗旨。

本丛书精选了自金元时期至清代共 10 位杰出医家，系统整理了他们独特的方药应用和临证经验。这些医家皆为应用方药具有代表性或学术特色突出的医家，论治疾病经验丰富，常于平淡之中见神奇，论述平实且切合临床实际；其所记录医案众多而真实，其治法方药均可师可法，治疗思路颇具启发性。

本次整理研究，是在反复阅读原著、把握全局的基础上，对医家的学术经验进行了全面探讨，尽量反映其临证思维方法，还原其用药思路、方法和规律，全书收罗广博、条分缕析，详略适中，有利于读者掌握医家应用方药的原理及临床运用规律，以适应当前临床实际的需要。

丛书内容完全出自医家原著，最大限度地反映医家本人的经验论述，不添加任何现代人的观点和评价，希望读者读来能有原汁原味、酣畅淋漓的感觉。另外，凡入药成分涉及国家禁猎和保护动物的（如犀角、虎骨等），为保持古籍原貌，原则上不改。但在临床运用时，应使用相关替代品。

本丛书的参编涉及全国多所高等中医院校及医疗机构的多位专家、学者。全体作者历时 5 年，怀着对中医药事业的赤子之心，在中医药传承道路上，默默奉献，以实际行动切实履行了"继承好、发展好、利用好"中医药学术的重大使命。

希望丛书能成为中医药院校在校学生和中医、中西医结合医生的良师益友；成为医疗、教学、科研机构及各图书馆的永久珍藏。

由于种种原因，丛书难免有疏漏之处，敬请读者不吝批评指正，以利于本书修订和完善。

在此衷心感谢中国医药科技出版社的大力支持！

丛书编委会
2021 年 9 月

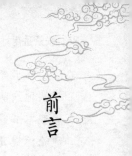

　　张景岳，名介宾，字会卿，是明代著名医学家，其精于医理，勤于实践，在李东垣、薛立斋学术影响下对温补学说提出了自己的独到见解，如"阳非有余""真阴不足"，强调阳气的重要性，治疗上注重温补，善用地黄，其理论及临证经验绝大部分体现在《景岳全书》中。本书是作者在研读《景岳全书》的基础上编写而成，对张景岳临证应用地黄的理、法、方、药、医论及医案等进行全面梳理，分类归纳，总结药性功效，整理方剂，汇录医论及医案。

　　本书遵循《景岳全书》的编写顺序，以药为纲，以方为目，以临床医论为核心，涵盖内、外、妇、儿各科疾病。具体内容如下：

　　1. 药效与用法部分，包括药效、药性、炮制、用法等。

　　2. 方剂部分总结、归纳含有"地黄"的方剂，按照组成、用法、主治、加减等整理，依《景岳全书》原书编写顺序排列，为使本书更具条理性，特将《妇人规古方》《小儿则古方》《痘疹诠古方》《外科钤古方》的内容列于古方八阵中。

　　3. 医论部分，汇集《景岳全书》中全部应用地黄的疾病，其用药经验主要体现在《景岳全书》中的《杂证谟》《妇人规》《小儿则》《麻疹诠》《痘疹》和《外科篇》，对疾病中的"论治"部分进行总结归纳，遵循原书体例，按照内科、五官科、妇科、儿科、麻疹、痘疹、外科分类，内科医论按照肺病、心脑病、脾胃病、肝胆病、肾病、肢体经络病、杂病排序；其余篇章排序均按照原书编排体例进行排序。

　　4. 医案部分，只撷要几例景岳用地黄的经典医案，以备读者参阅。

本书系统总结了张景岳应用地黄的临证经验与心得，为尽可能忠实地反映张景岳的临证思想，此次整理只对原文进行摘录归纳。希望本书能对进一步挖掘古代名家学术思想，继承和发展中医学术理论，提高临床疗效提供参考。限于作者水平所限，不当之处请读者指正，以便修订完善。

编者

2021 年 10 月

目录

景岳论地黄

夫地黄产于中州沃土之乡，得土气之最厚者也。其色黄，土之色也。其味甘，土之味也。得土之气，而曰非太阴、阳明之药，吾弗信也。惟是生者性凉，脾胃喜暖，故脾阳不足者，所当慎用。至若熟则性平，禀至阴之德，气味纯静，故能补五脏之真阴，而又于多血之脏为最要，得非脾胃经药耶？

且夫人之所以有生者，气与血耳，气主阳而动，血主阴而静。补气以人参为主，而芪、术但可为之佐；补血以熟地为主，而芎、归但可为之佐。然在芪、术、芎、归，则又有所当避，而人参、熟地，则气血之必不可无。故凡诸经之阳气虚者，非人参不可；诸经之阴血虚者，非熟地不可。人参有健运之功，熟地禀静顺之德，此熟地之与人参，一阴一阳，相为表里，一形一气，互主生成，性味中正，无逾于此，诚有不可假借而更代者矣。

一、药性药效

生地黄：味苦甘，气凉。气薄味厚，沉也，阴也。鲜者更凉，干者微凉。能生血补血，凉心火，退血热，去烦躁骨蒸，热痢下血，止呕血衄血，脾中湿热，或妇人血热而经枯，或上下三消而热渴。总之其性颇凉，若脾胃有寒者，用宜斟酌。

熟地黄：味甘微苦，味厚气薄，沉也，阴中有阳。《本草》言其入手足厥、少阴经，大补血衰，滋培肾水，填骨髓，益真阴，专补肾中元气，兼疗藏血之经。此虽泛得其概，亦岂足以尽是之妙。

二、炮制与用法

凡诸真阴亏损者，有为发热，为头疼，为焦渴，为喉痹，为嗽痰，为喘气，或脾肾寒逆为呕吐，或虚火载血于口鼻，或水泛于皮肤，或阴虚而泄利，或阳浮而狂躁，或阴脱而仆地。阴虚而神散者，非熟地之守不足以聚之；阴虚而火升者，非熟地之重不足以降之；阴虚而躁动者，非熟地之静不足以镇之；阴虚而刚急者，非熟地之甘不足以缓之。阴虚而水邪泛滥者，舍熟地何以自制？阴虚而真气散失者，舍熟地何以归原？阴虚而精血俱损，脂膏残薄者，舍熟地何以厚肠胃？且犹有最玄最妙者，则熟地兼散剂方能发汗，何也？以汗化于血，而无阴不作汗也。熟地兼温剂始能回阳，何也？以阳生于下，而无复不成干也。然而阳性速，故人参少用亦可成功；阴性缓，熟地非多难以奏效。而今人有畏其滞腻者，则崔氏何以用肾气丸而治痰浮？有畏其滑湿者，则仲景何以用八味丸而医肾泄？有谓阳能生阴，阴不能生阳者，则阴阳之理，原自互根，彼此相须，缺一不可，无阳则阴无以生，无阴则阳无以化，故《内经》曰：精化为气，得非阴亦生阳乎？孰谓阳之能生，而阴之不能长也。

又若制用之法，有用姜汁拌炒者，则必有中寒兼呕而后可；有用砂仁制者，则必有胀满不行而后可；有用酒拌炒者，则必有经络壅滞而后可。使无此数者，而必欲强用制法，是不知用熟地者正欲用其静重之妙，而反为散动以乱其性，何异画蛇而添足。

今之人即欲用之补阴，而必兼以渗利，则焉知补阴不利水，利水不补阴，而补阴之法不宜渗。即有用之补血，而复疑其滞腻，则焉知血虚如燥土，旱极望云霓，而枯竭之阳极喜滋。设不明此，则少用之尚欲兼之以利，又孰敢单用之而任之以多？单用而多且不敢，又孰敢再助以甘而尽其所长？是又何异因噎而废食也。嗟，嗟！熟地之功，其不申于时用者久矣，其有不可以笔楮尽者尚多也。余今特表而出之，尚祈明者之自悟焉。

方
剂

第一节 新方八阵

一、补阵

大补元煎

【组成】人参补气补阳，以此为主，少则用一二钱，多则用一二两　山药炒，二钱　熟地补精补阴，以此为主，少则用二三钱，多则用二三两　杜仲二钱　当归二三钱。若泄泻者，去之　山茱萸一钱，如畏酸吞酸者，去之枸杞二三钱　炙甘草一二钱

【用法】水二盅，煎七分，食远温服。

【主治】男妇气血大坏，精神失守危剧等证。此回天赞化，救本培元第一要方。本方与后右归饮出入互思。

【加减】如元阳不足多寒者，于本方加附子、肉桂、炮姜之类，随宜用之；如气分偏虚者，加黄芪、白术；如胃口多滞者，不必用；如血滞者，加川芎，去山茱萸；如滑泄者，加五味、补骨脂之属。

左归饮

【组成】熟地二三钱，或加至一二两　山药二钱　枸杞二钱　炙甘草一钱　茯苓一钱半　山茱萸一二钱，畏酸者，少用之

【用法】水二盅，煎七分，食远服。

【主治】此壮水之剂也。凡命门之阴衰阳胜者，宜此方加减主之。此一阴煎、四阴煎之主方也。

【加减】如肺热而烦者，加麦冬二钱；血滞者，加丹皮二钱；心热而躁者，加玄参二钱；脾热易饥者，加芍药二钱；肾热骨蒸多汗者，加地骨皮二钱；血热妄动者，加生地二三钱；阴虚不宁者，加女贞子二钱；上实下虚者，加牛膝二钱以导之；血虚而燥滞者，加当归二钱。

右归饮

【组成】熟地用如前　山药炒，二钱　山茱萸一钱　枸杞二钱　甘草炙，一二钱　杜仲姜制，二钱　肉桂一二钱　制附子一二三钱

【用法】水二盅，煎七分，食远温服。

【主治】此益火之剂也，凡命门之阳衰阴胜者，宜此方加减主之。此方与大补元煎出入互用。

【加减】如治阴盛格阳、真寒假热等证，宜加泽泻二钱，煎成用凉水浸冷服之尤妙；如气虚血脱，或厥或昏，或汗或运，或虚狂，或短气者，必大加人参、白术，随宜用之；如火衰不能生土，为呕哕吞酸者，加炮干姜二三钱；如阳衰中寒，泄泻腹痛，加人参、肉豆蔻，随宜用之；如小腹多痛者，加吴茱萸五七分；如淋带不止，加补骨脂一钱；如血少血滞，腰膝软痛者，加当归二三钱。

左归丸

【组成】大怀熟八两　山药炒，四两　枸杞四两　山茱萸肉四两　川牛膝酒洗，蒸熟，三两，精滑者不用　菟丝子制，四两　鹿胶敲碎，炒珠，四两　龟胶切碎，炒珠，四两，无火者，不必用

【用法】上先将熟地蒸烂，杵膏，加炼蜜丸，桐子大。每食前用滚汤或淡盐汤送下百余丸。

【主治】真阴肾水不足，不能滋养营卫，渐至衰弱，或虚热往来，自汗盗汗，或神不守舍，血不归原，或虚损伤阴，或遗淋不禁，或气虚昏运，或眼花耳聋，或口燥舌干，或腰酸腿软，凡精髓内亏，津液枯涸等证，俱速宜壮水之主，以培左肾之元阴，而精血

自充矣。宜此方主之。

【加减】如真阴失守，虚火炎上者，宜用纯阴至静之剂，于本方去枸杞、鹿胶，加女贞子三两，麦冬三两；如火烁肺金，干枯多嗽者，加百合三两；如夜热骨蒸，加地骨皮三两；如小水不利不清，加茯苓三两；如大便燥结，去菟丝，加肉苁蓉三两；如气虚者，加人参三四两；如血虚微滞，加当归四两；如腰膝酸痛，加杜仲三两，盐水炒用；如脏平无火而肾气不充者，加补骨脂三两，去心莲肉、胡桃肉各四两，龟胶不必用。上凡五液皆主于肾，故凡属阴分之药，无不皆能走肾，有谓必须导引者，皆见之不明耳。

右归丸

【组成】大怀熟_{八两} 山药_{炒，四两} 山茱萸_{微炒，三两} 枸杞_{微炒，四两} 鹿角胶_{炒珠，四两} 菟丝子_{制，四两} 杜仲_{姜汤炒，四两} 当归_{三两，便溏勿用} 肉桂_{二两渐可加至四两} 制附子_{自二两渐可加至五六两}

【用法】上丸法如前，或丸如弹子大。每嚼服二三丸，以滚白汤送下，其效尤速。

【主治】元阳不足，或先天禀衰，或劳伤过度，以致命门火衰，不能生土，而为脾胃虚寒，饮食少进，或呕恶膨胀，或翻胃噎膈，或怯寒畏冷，或脐腹多痛，或大便不实，泻痢频作，或小水自遗，虚淋寒疝，或寒侵溪谷而肢节痹痛，或寒在下焦而水邪浮肿。总之，真阳不足者，必神疲气怯，或心跳不宁，或四体不收，或眼见邪祟，或阳衰无子等证，俱速宜益火之源，以培右肾之元阳，而神气自强矣。此方主之。

【加减】如阳衰气虚，必加人参以为之主，或二三两，或五六两，随人虚实，以为增减。盖人参之功，随阳药则入阳分，随阴药则入阴分，欲补命门之阳，非加人参不能捷效。如阳虚精滑，或带浊便溏，加补骨脂三两（酒炒）；如飧泄、肾泄不止，加北五味子三两，肉豆蔻三两（面炒去油用）；如饮食减少，或不易化，或呕恶吞酸,皆脾胃虚寒之证,加干姜三四两(炒黄用);如腹痛不止,加吴茱萸二两(汤泡半日,炒用);如腰膝酸痛,加胡桃肉(连皮)四两;如阴虚阳痿,加巴戟肉四两,肉苁蓉三两,或加黄狗外肾一二付,以酒煮烂捣入之。

五福饮

【组成】人参随宜,(心) 熟地随宜,(肾) 当归二三钱,(肝) 白术炒,一钱半,(肺) 炙甘草一钱,(脾)

【用法】水二盅,煎七分,食远温服。或加生姜三五片。

【主治】凡五脏气血亏损者,此能兼治之,足称王道之最。凡治气血俱虚等证,以此为主。

【加减】或宜温者,加姜、附;宜散者,加升麻、柴、葛。左右逢源,无不可也。

七福饮

【组成】即五福饮加枣仁二钱,远志三五分(制用)。

【主治】气血俱虚,而心脾为甚者。

一阴煎

【组成】生地二钱 熟地三五钱 芍药二钱 麦冬二钱 甘草一钱 牛膝一钱半 丹参二钱

【用法】水二盅,煎七分,食远温服。

【主治】此治水亏火胜之剂,故曰一阴。凡肾水真阴虚损,而脉证多阳,虚火发热,及阴虚动血等证,或疟疾、伤寒屡散之后,取汗既多,脉虚气弱,而烦渴不止,潮热不退者,此以汗多伤阴,水亏而然也,皆宜用此加减主之。

【加减】如火盛躁烦者,入真龟胶二三钱(化服);如气虚者,间用人参一二钱;如心虚不眠多汗者,加枣仁、当归各一二钱;如

汗多烦躁者，加五味子十粒，或加山药、山茱萸；如见微火者，加
女贞子一二钱；如虚火上浮，或吐血，或衄血不止者，加泽泻一二
钱，茜根二钱，或加川续断一二钱，以涩之亦妙。

加减一阴煎

【组成】生地　芍药　麦冬各二钱　熟地三五钱　炙甘草五七分
知母　地骨皮各一钱

【用法】水二盅，煎服。

【主治】证如一阴煎而火之甚者，宜用此方。

【加减】如躁烦热甚便结者，加石膏二三钱；如小水热涩者，
加栀子一二钱；如火浮于上者，加泽泻一二钱，或黄芩一钱；如血
燥血少者，加当归一二钱。

二阴煎

【组成】生地二三钱　麦冬二三钱　枣仁二钱　生甘草一钱　玄参
一钱半　黄连或一二钱　茯苓一钱半　木通一钱半

【用法】水二盅，加灯草二十根，或竹叶亦可，煎七分，食
远服。

【主治】此治心经有热，水不制火之病，故曰二阴。凡惊狂失
志，多言多笑，或疮疹烦热失血等证，宜此主之。

【加减】如痰胜热甚者，加九制胆星一钱，或天花粉一钱五分。

三阴煎

【组成】当归二三钱　熟地三五钱　炙甘草一钱　芍药酒炒，二钱
枣仁二钱　人参随宜

【用法】水二盅，煎七分，食远服。

【主治】此治肝脾虚损，精血不足，及营虚失血等病，故曰三
阴。凡中风血不养筋，及疟疾汗多，邪散而寒热犹不能止，是皆少

阳、厥阴阴虚少血之病。微有火者，宜一阴煎；无火者，宜此主之。

【加减】如呕恶者，加生姜三五片；汗多烦躁者，加五味子十四粒；汗多气虚者，加黄芪一二钱；小腹隐痛，加枸杞二三钱；如有胀闷，加陈皮一钱；如腰膝筋骨无力，加杜仲、牛膝。

四阴煎

【组成】生地二三钱　麦冬二钱　白芍药二钱　百合二钱　沙参二钱　生甘草一钱　茯苓一钱半

【用法】水二盅，煎七分，食远服。

【主治】此保肺清金之剂，故曰四阴。治阴虚劳损，相火炽盛，津枯烦渴，咳嗽吐衄多热等证。

【加减】如夜热盗汗，加地骨皮一二钱；如痰多气盛，加贝母二三钱，阿胶一二钱，天花粉亦可；如金水不能相滋，而干燥喘嗽者，加熟地三五钱；如多汗不眠，神魂不宁，加枣仁二钱；如多汗兼渴，加北五味十四粒；如热甚者，加黄柏一二钱（盐水炒用），或玄参亦可，但分上下用之；如血燥经迟，枯涩不至者，加牛膝二钱；如血热吐衄，加茜根二钱；如多火便燥，或肺干咳咯者，加天门冬二钱，或加童便亦可；如火载血上者，去甘草，加炒栀子一二钱。

五阴煎

【组成】熟地五七钱，或一两　山药炒，二钱　扁豆炒，二三钱　炙甘草一二钱　茯苓一钱半　芍药炒黄，二钱　五味子二十粒　人参随宜用　白术炒，一二钱

【用法】水二盅，加莲肉二十粒（去心），煎服。

【主治】凡真阴亏损，脾虚失血等证，或见溏泻未甚者，所重在脾，故曰五阴。忌用润滑，宜此主之。

大营煎

【组成】当归二三钱，或五钱　熟地三五七钱　枸杞二钱　炙甘草

一二钱　杜仲二钱　牛膝一钱半　肉桂一二钱

【用法】水二盅，煎七分，食远温服。

【主治】真阴精血亏损，及妇人经迟血少，腰膝筋骨疼痛，或气血虚寒，心腹疼痛等证。

【加减】如寒滞在经，气血不能流通，筋骨疼痛之甚者，必加制附子一二钱方效；如带浊腹痛者，加补骨脂一钱（炒用）；如气虚者，加人参、白术；中气虚寒呕恶者，加炒焦干姜一二钱。

小营煎

【组成】当归二钱　熟地二三钱　芍药酒炒，二钱　山药炒，二钱
枸杞二钱　炙甘草一钱

【用法】水二盅，煎七分，食远温服。

【主治】血少阴虚，此性味平和之方也。

【加减】如营虚于上，而为惊恐怔忡，不眠多汗者，加枣仁、茯神各二钱；如营虚兼寒者，去芍药，加生姜；如气滞有痛者，加香附一二钱，引而行之。

补阴益气煎

【组成】人参一二三钱　当归二三钱　山药酒炒，二三钱　熟地三五钱
或一二两　陈皮一钱　炙甘草一钱　升麻三五分，火浮于上者，去此不必用
柴胡一二钱。如无外邪者，不必用

【用法】水二盅，加生姜三五七片，煎八分，食远温服。

【主治】此补中益气汤之变方也。治劳倦伤阴，精不化气，或阴虚内乏，以致外感不解，寒热疟疾，阴虚便结不通等证。凡属阴气不足而虚邪外侵者，用此升散，无不神效。

【加减】如兼阳气虚寒者，桂、附、干姜随宜佐用。如兼滑脱者，加乌梅二个，或文蛤七八分。

两仪膏

【组成】人参半斤或四两　大熟地一斤

【用法】上二味，用好甜水或长流水十五碗，浸一宿，以桑柴文武火煎取浓汁。若味有未尽，再用水数碗煎渣取汁，并熬稍浓，乃入瓷罐，重汤熬成膏，入真白蜜四两或半斤收之，每以白汤点服。

【主治】精气大亏，诸药不应，或以克伐太过，耗损真阴，凡虚在阳分而气不化精者，宜参术膏；若虚在阴分而精不化气者，莫妙于此。其有未至大病而素觉阴虚者，用以调元，尤称神妙。

【加减】若劳损咳嗽多痰，加贝母四两亦可。

贞元饮

【组成】熟地黄七八钱，甚者一二两　炙甘草一二三钱　当归二三钱

【用法】水二盅，煎八分，温服。

【主治】气短似喘，呼吸促急，提不能升，咽不能降，气道噎塞，势剧垂危者。常人但知为气急，其病在上，而不知元海无根，亏损肝肾，此子午不交，气脱证也，尤为妇人血海常亏者最多此证，宜急用此饮以济之、缓之，敢云神剂。凡诊此证，脉必微细无神，若微而兼紧，尤为可畏。倘庸众不知，妄云痰逆气滞，用牛黄、苏合及青、陈、枳壳破气等剂，则速其危矣。

【加减】如兼呕恶或恶寒者，加煨姜三五片；如气虚脉微至极者，急加人参随宜；如肝肾阴虚，手足厥冷，加肉桂一钱。

当归地黄饮

【组成】当归二三钱　熟地三五钱　山药二钱　杜仲二钱　牛膝一钱半　山茱萸一钱　炙甘草八分

【用法】水二盅，煎八分，食远服。

【主治】肾虚腰膝疼痛等证。

【加减】如下部虚寒，加肉桂一二钱，甚者仍加附子；如多带

浊，去牛膝，加金樱子二钱，或加补骨脂一钱；如气虚者，加人参
一二钱，枸杞二三钱。

地黄醴

【组成】大怀熟取味极甘者，烘、晒干以去水气，八两　沉香一钱。或
白檀三分亦可　枸杞用极肥者，亦烘、晒以去润气，四两

【用法】上约每药一斤，可用高烧酒十斤浸之，不必煮，但浸
十日之外，即可用矣。凡服此者，不得过饮。服完又加酒六七斤，
再浸半月，仍可用。

【主治】男妇精血不足，营卫不充等患，宜制此常用之。

归肾丸

【组成】熟地八两　山药四两　山茱萸肉四两　茯苓四两　当归三
两　枸杞四两　杜仲盐水炒，四两　菟丝子制，四两

【用法】炼蜜同熟地膏为丸，桐子大。每服百余丸，饥时，或
滚水或淡盐汤送下。

【主治】肾水真阴不足，精衰血少，腰酸脚软，形容憔悴，遗
泄阳衰等证。此左归、右归二丸之次者也。

赞化血余丹

【组成】血余八两　熟地八两，蒸捣　枸杞　当归　鹿角胶炒珠
菟丝子制　杜仲盐水炒　巴戟肉酒浸，剥，炒干　小茴香略炒　白茯苓
乳拌，蒸熟　肉苁蓉酒洗，去鳞甲　胡桃肉各四两　何首乌小黑豆汁拌蒸
七次，如无黑豆，或人乳、牛乳拌蒸俱妙，四两　人参随便用，无亦可

【用法】上炼蜜丸服。每食前用滚白汤送下二三钱许。

【主治】此药大补气血，故能乌须发，壮形体，其于培元赞育
之功，有不可尽述者。

【加减】精滑者，加白术、山药各三两；便溏者，去苁蓉，加

补骨脂四两（酒炒）；阳虚者，加附子、肉桂。

蟠桃果

【组成】芡实一斤，炒　莲肉去心，一斤　胶枣肉一斤　熟地一斤　胡桃肉去皮，二斤

【用法】上以猪腰六个，掺大茴香蒸极熟，去筋膜，同前药末捣成饼。每日服二个，空心，食前用滚白汤或好酒一二盅下。此方凡人参、制附子俱可随意加用。

【主治】遗精虚弱，补脾滋肾最佳。

王母桃

【组成】白术用冬术腿片味甘者佳，苦者勿用。以米泔浸一宿，切片，炒　大怀熟蒸捣，上二味等分　何首乌九蒸　巴戟甘草汤浸，剥，炒　枸杞子上三味减半

【用法】上为末，炼蜜捣丸，龙眼大。每用三四丸，饥时嚼服，滚汤送下或加人参，其功尤大。

【主治】培补脾肾，功力最胜。

二、和阵

金水六君煎

【组成】当归二钱　熟地三五钱　陈皮一钱半　半夏二钱　茯苓二钱　炙甘草一钱

【用法】水二盅，生姜三五七片，煎七八分，食远温服。

【主治】肺肾虚寒，水泛为痰，或年迈阴虚，血气不足，外受风寒，咳嗽呕恶，多痰喘急等证，神效。

【加减】如大便不实而多湿者，去当归，加山药；如痰盛气滞，胸胁不快者，加白芥子七八分；如阴寒盛而嗽不愈者，加细辛五七分；如兼表邪寒热者，加柴胡一二钱。

三、 散阵

一柴胡饮

【组成】柴胡二三钱　黄芩一钱半　芍药二钱　生地一钱半　陈皮一钱半　甘草八分

【用法】水一盅半，煎七八分，温服。

【主治】一为水数，从寒散也。凡感四时不正之气，或为发热，或为寒热，或因劳因怒，或妇人热入血室，或产后经后因冒风寒，以致寒热如疟等证，但外有邪而内兼火者，须从凉散，宜此主之。

【加减】如内热甚者，加连翘一二钱随宜；如外邪甚者，加防风一钱佐之；如邪结在胸而痞满者，去生地，加枳实一二钱；如热在阳明而兼渴者，加天花粉或葛根一二钱；热甚者，加知母、石膏亦可。

五柴胡饮

【组成】柴胡一二三钱　当归二三钱　熟地三五钱　白术二三钱　芍药钱半，炒用　炙甘草一钱　陈皮酌用，或不必用

【用法】水一盅半，煎七分，食远热服。

【主治】五为土数，从脾胃也。脾土为五脏之本，凡中气不足而外邪有不散者，非此不可。此与四柴胡饮相表里，但四柴胡饮止调气分，此则兼培血气以逐寒邪，尤切于时用者也，神效不可尽述。凡伤寒、疟疾、痘疮，皆所宜用。

【加减】寒胜无火者，减芍药，加生姜三五七片，或炮干姜一二钱，或再加桂枝一二钱则更妙；脾滞者，减白术；气虚者，加人参随宜；腰痛者，加杜仲；头痛者，加川芎；劳倦伤脾阳虚者，加升麻一钱。

大温中饮

【组成】熟地三五七钱　冬白术三五钱　当归三五钱，如泄泻者，不

宜用，或以山药代之　人参二三钱，甚者一两，或不用亦可　炙甘草一钱　柴胡二三四钱　麻黄一二三钱　肉桂一二钱　干姜炒熟，一二钱，或用煨生姜三五七片亦可

【用法】水二盅，煎七分，去浮沫，温服，或略盖取微汗。

【主治】凡患阳虚伤寒，及一切四时劳倦寒疫阴暑之气，身虽炽热，时犹畏寒，即在夏月，亦欲衣披覆盖，或喜热汤，或兼呕恶泄泻，但六脉无力，肩背怯寒，邪气不能外达等证。此元阳大虚，正不胜邪之候。若非峻补托散，则寒邪日深，必致不救，温中自可散寒，即此方也。服后畏寒悉除，觉有躁热，乃阳回作汗佳兆，不可疑之、畏之。此外，凡以素禀薄弱之辈，或感阴邪时疫，发热困倦，虽未见如前阴证，而热邪未甚者，但于初感时，即速用此饮，连进二三服，无不随药随愈，真神剂也。此方宜与理阴煎、麻桂饮相参用。

【加减】如气虚，加黄芪二三钱；如寒甚阳虚者，加制附子一二钱；头痛，加川芎或白芷、细辛；阳虚气陷，加升麻；如肚腹泄泻，宜少减柴胡，加防风、细辛亦可。

四、寒阵

保阴煎

【组成】生地　熟地　芍药各二钱　山药　川续断　黄芩　黄柏各一钱半　生甘草一钱

【用法】水二盅，煎七分，食远温服。

【主治】男妇带浊遗淋，色赤带血，脉滑多热，便血不止，及血崩血淋，或经期太早，凡一切阴虚内热动血等证。

【加减】如小水多热，或兼怒火动血者，加焦栀子一二钱；如夜热身热，加地骨皮一钱五分；如肺热多汗者，加麦冬、枣仁；如血热甚者，加黄连一钱五分；如血虚血滞，筋骨肿痛者，加当归二三钱；如气滞而痛，去熟地，加陈皮、青皮、丹皮、香附之属；如血脱血滑，及便血久不止者，加地榆一二钱，或乌梅一二个，或百药煎一二钱，文蛤亦可；如少年，或血气正盛者，不必用熟地、山

药；如肢节筋骨疼痛或肿者，加秦艽、丹皮各一二钱。

清流饮

【组成】 生地 芍药 茯苓 泽泻各二钱 当归一二钱 甘草一钱 黄芩 黄连各半钱 枳壳一钱

【用法】 水一盅半，煎服。

【主治】 阴虚夹热泻痢，或发热，或喜冷，或下纯红鲜血，或小水痛赤等。

【加减】 如热甚者，加黄柏；小水热痛者，加栀子。

化阴煎

【组成】 生地黄 熟地黄 牛膝 猪苓 泽泻 生黄柏 生知母各二钱 绿豆三钱 龙胆草钱半 车前子一钱

【用法】 水二盅，加食盐少许，用文武火煎八分，食前温服，或冷服。若水亏居多，而阴气大有不足者，可递加熟地黄，即用至一二两亦可。

【主治】 水亏阴涸，阳火有余，小便癃闭，淋浊疼痛等证。

玉女煎

【组成】 生石膏三五钱 熟地三五钱或一两 麦冬二钱 知母 牛膝各钱半

【用法】 水一盅半，煎七分，温服或冷服。

【主治】 水亏火盛，六脉浮洪滑大，少阴不足，阳明有余，烦热干渴，头痛牙疼，失血等证，如神，如神！若大便溏泻者，乃非所宜。

【加减】 如火之盛极者，加栀子、地骨皮之属亦可；如多汗多渴者，加北五味十四粒；如小水不利，或火不能降者，加泽泻一钱五分，或茯苓亦可；如金水俱亏，因精损气者，加人参二三钱尤妙。

滋阴八味丸

【组成】山药四两　丹皮三两　白茯苓三两　山茱萸肉，四两　泽泻三两　黄柏盐水炒，三两　熟地黄八两，蒸捣　知母盐水炒，三两

【用法】上加炼蜜捣丸，梧桐子大。或空心，或午前，用滚白汤，或淡盐汤送下百余丸。

【主治】阴虚火盛，下焦湿热等证。此方变丸为汤，即名滋阴八味煎。

约阴丸

【组成】当归　白术炒　芍药酒炒　生地　茯苓　地榆　黄芩　白石脂醋煅淬　北五味　丹参　川续断各等分

【用法】上为末，炼蜜丸服。

【主治】妇人血海有热，经脉先期或过多者，或兼肾火而带浊不止，及男妇大肠血热、便红等证。

【加减】火甚者，倍用黄芩；兼肝肾之火甚者，仍加知母、黄柏各等分；大肠血热便红者，加黄连、防风各等分。

服蛮煎

【组成】生地　麦门冬　芍药　石菖蒲　石斛　川丹皮极香者　茯神各二钱　陈皮一钱　木通　知母各一钱半

【用法】水一盅半，煎七分，食远服。

【主治】此方性味极轻极清，善入心肝二脏，行滞气，开郁结，通神明，养正除邪，大有奇妙。

【加减】如痰胜多郁者，加贝母二钱；痰盛兼火者，加胆星一钱五分；阳明火盛，内热狂叫者，加石膏二三钱；便结胀满多热者，玄明粉二三钱调服，或暂加大黄亦可；气虚神困者，加人参随宜。

约营煎

【组成】 生地 芍药 甘草 续断 地榆 黄芩 槐花 荆芥穗炒焦 乌梅二个

【用法】 水一盅半，煎七分，食前服。

【主治】 血热便血，无论脾胃、小肠、大肠、膀胱等证，皆宜用此。

【加减】 如下焦火盛者，可加栀子、黄连、龙胆草之属；如气虚者，可加人参、白术；如气陷者，加升麻、防风。

五、 热阵

六味回阳饮

【组成】 人参一二两或数钱 制附子二三钱 炮干姜二三钱 炙甘草一钱 熟地五钱，或一两 当归身三钱。如泄泻者，或血动者，以冬术易之，多多益善

【用法】 水二盅，武火煎七八分，温服。

【主治】 阴阳将脱等证。

【加减】 如肉振汗多者，加炙黄芪四五钱或一两，或冬白术三五钱；如泄泻者，加乌梅二枚，或北五味二十粒亦可；如虚阳上浮者，加茯苓二钱；如肝经郁滞者，加肉桂二三钱。

理阴煎

【组成】 熟地三五七钱或一二两 当归二三钱或五七钱 炙甘草一二钱 干姜炒黄色，一二三钱 或加肉桂一二钱

【用法】 水二盅，煎七八分，热服。

【主治】 此理中汤之变方也。凡脾肾中虚等证，宜刚燥者，当用理中、六君之类；宜温润者，当用理阴、大营之类。欲知调补，当先察此。此方通治真阴虚弱，胀满呕哕，痰饮恶心，吐泻腹痛，妇人经迟血滞等证。又凡真阴不足，或素多劳倦之辈，因而忽感寒

邪，不能解散，或发热，或头身疼痛，或面赤舌焦，或虽渴而不喜冷饮，或背心、肢体畏寒，但脉见无力者，悉是假热之证。若用寒凉攻之必死，宜速用此汤，照后加减以温补阴分，托散表邪。连进数服，使阴气渐充，则汗从阴达，而寒邪不攻自散。此最切于时用者也，神效不可尽述。

【加减】此方加附子，即名附子理阴煎；再加人参，即名六味回阳饮。治命门火衰，阴中无阳等证。若风寒外感，邪未入深，但见发热身痛，脉数不洪，凡内无火证，素禀不足者，但用此汤加柴胡一钱半或二钱，连进一二服，其效如神；若寒凝阴盛而邪有难解者，必加麻黄一二钱，放心用之，或不用柴胡亦可，恐其清利也。此寒邪初感温散第一方，惟仲景独知此义。第仲景之温散，首用麻黄、桂枝二汤，余之温散，即以理阴煎及大温中饮为增减，此虽一从阳分，一从阴分，其迹若异，然一逐于外，一托于内，而用温则一也。学者当因所宜，酌而用之。若阴胜之时，外感寒邪，脉细恶寒，或背畏寒者，乃太阳少阴证也，加细辛一二钱，甚者再加附子一二钱，真神剂也。或并加柴胡以助之亦可。若阴虚火盛，其有内热不宜用温，而气血俱虚，邪不能解者，宜去姜、桂，单以三味加减与之，或只加人参亦可。若治脾肾两虚，水泛为痰，或呕或胀者，于前方加茯苓一钱半，或加白芥子五分以行之。若泄泻不止及肾泄者，少用当归，或并去之，加山药、扁豆、吴茱萸、补骨脂、肉豆蔻、附子之属。若腰腹有痛，加杜仲、枸杞。若腹有胀滞疼痛，加陈皮、木香、砂仁之属。

胃关煎

【组成】熟地三五钱，或一两　山药炒，二钱　白扁豆炒，二钱　炙甘草一二钱　焦干姜一二三钱　吴茱萸制，五七分　白术炒，一二三钱

【用法】水二盅，煎七分，食远温服。

【主治】脾肾虚寒作泻，或甚至久泻，腹痛不止，冷痢等证。

【加减】泻甚者，加肉豆蔻一二钱（面炒用），或补骨脂亦可；

气虚势甚者，加人参随宜用；阳虚下脱不固者，加制附子一二三钱；腹痛甚者，加木香七八分，或加厚朴八分；滞痛不通者，加当归二三钱；滑脱不禁者，加乌梅二个，或北五味子二十粒；若肝邪侮脾者，加肉桂一二钱。

镇阴煎

【组成】熟地一二两　牛膝二钱　炙甘草一钱　泽泻一钱半　肉桂一二钱　制附子五七分，或一二三钱

【用法】水二盅，速煎服。

【主治】阴虚于下，格阳于上，则真阳失守，血随而溢，以致大吐大衄，六脉细脱，手足厥冷，危在顷刻而血不能止者，速宜用此，使孤阳有归，则血自安也。如治格阳喉痹上热者，当以此汤冷服。

【加减】如兼呕恶者，加干姜（炒黄）一二钱；如气脱倦言而脉弱极者，宜速速多加人参，随宜用之。

归气饮

【组成】熟地三五钱　茯苓二钱　扁豆二钱　干姜炮　丁香　陈皮各一钱　藿香一钱五分　炙甘草八分

【用法】水一盅半，煎七分，食远温服。

【主治】气逆不顺，呃逆呕吐，或寒中脾肾等证。

【加减】中气寒甚者，加制附子；肝肾寒者，加吴茱萸、肉桂，或加当归。

三气饮

【组成】当归　枸杞　杜仲各二钱　熟地三钱，或五钱　牛膝　茯苓　芍药酒炒　肉桂各一钱　北细辛或代以独活　白芷　炙甘草各一钱　附子随宜一二钱

【用法】水二盅，加生姜三片，煎服。

【主治】血气亏损，风、寒、湿三气乘虚内侵，筋骨历节痹痛之极，及痢后、鹤膝风痛等证。

【加减】如气虚者，加人参、白术随宜；风寒胜者，加麻黄一二钱。此饮亦可浸酒，大约每药一斤，可用烧酒六七升，浸十余日，徐徐服之。

九气丹

【组成】熟地八两　制附子四两　肉豆蔻面炒，二两　焦姜　吴茱萸　补骨脂酒炒　荜茇炒　五味子炒，各二两　粉甘草炒，一两

【用法】炼白蜜为丸，或山药糊丸，如桐子大。每服六七十丸，或百丸，滚白汤下。

【主治】脾肾虚寒如五德丸之甚者。

【加减】如气虚者，加人参，或二两，或四两，尤妙甚。

六、　固阵

固阴煎

【组成】人参随宜　熟地三五钱　山药炒，二钱　山茱萸一钱半　远志七分，炒　炙甘草一二钱　五味十四粒　菟丝子炒香，二三钱

【用法】水二盅，煎七分，食远温服。

【主治】阴虚滑泄，带浊淋遗，及经水因虚不固等证。此方专主肝肾。

【加减】如虚滑遗甚者，加金樱子肉二三钱，或醋炒文蛤一钱，或乌梅二个；如阴虚微热而经血不固者，加川续断二钱；如下焦阳气不足，而兼腹痛溏泻者，加补骨脂、吴茱萸之类，随宜用之；如肝肾血虚，小腹痛而血不归经者，加当归二三钱；如脾虚多湿，或兼呕恶者，加白术一二钱；如气陷不固者，加炒升麻一钱；如兼心虚不眠，或多汗者，加枣仁二钱（炒用）。

巩堤丸

【组成】熟地二两　菟丝子酒煮，二两　白术炒，二两　北五味
益智仁酒炒　补骨脂酒炒　附子制　茯苓　家韭子炒。各一两

【用法】上为末，山药糊丸，如桐子大。每服百余丸，空心滚
汤，或温酒下。

【主治】膀胱不藏，水泉不止，命门火衰，小水不禁等证。

【加减】如兼气虚，必加人参一二两更妙。

七、 因阵

逍遥饮

【组成】当归二三钱　芍药钱半　熟地三五钱　枣仁二钱，炒　茯
神钱半　远志制，三五分　陈皮八分　炙甘草一钱

【用法】水二盅，煎七分，食远温服。

【主治】妇人思郁过度，致伤心脾冲任之源，血气日枯，渐至
经脉不调者。

【加减】如气虚者，加人参一二钱；如经水过期兼痛滞者，加
酒炒香附一二钱。

决津煎

【组成】当归三五钱，或一两　泽泻一钱半　牛膝二钱　肉桂一二三
钱　熟地二三钱，或五七钱，或不用亦可　乌药一钱。如气虚者，不用亦可

【用法】水二盅，煎七八分，食前服。

【主治】妇人血虚经滞，不能流畅而痛极者，当以水济水，若
江河一决而积垢皆去，宜用此汤，随证加减主之。此用补为泻之神
剂也。

【加减】如气虚者，宜少用香、陈之类，甚者不用亦可；如呕
恶者，加焦姜一二钱；如阴滞不行者，非加附子不可；如气滞而痛
胀者，加香附一二钱，或木香七八分；如血滞血涩者，加酒炒红花

一二钱；如小腹不暖而痛极者，加吴茱萸七八分；如大便结涩者，加肉苁蓉一二三钱，微者以山楂代之。

五物煎

【组成】当归三五七钱　熟地三四钱　芍药二钱，酒炒　川芎一钱肉桂一二三钱

【用法】水一盅半，煎服。

【主治】妇人血虚凝滞，蓄积不行，小腹痛急，产难经滞，及痘疮血虚寒滞等证，神效。

【加减】兼胃寒或呕恶者，加干姜（炮用）；水道不利，加泽泻或猪苓；气滞者，加香附或丁香、木香、砂仁、乌药；阴虚疝痛者，加小茴香；血瘀不行，脐下若覆杯，渐成积块者，加桃仁或酒炒红花；痘疮血虚寒胜，寒邪在表者，加细辛、麻黄、柴胡、紫苏之属。

【按语】此即四物汤加肉桂也。

胎元饮

【组成】人参随宜　当归　杜仲　芍药各二钱　熟地二三钱　白术钱半　炙甘草一钱　陈皮七分。无滞者，不必用

【用法】水二盅，煎七分，食远服。

【主治】妇人冲任失守，胎元不安不固者，随证加减用之。或间日，或二三日，常服一二剂。

【加减】如下元不固而多遗浊者，加山药、补骨脂、五味之类。如气分虚甚者，倍白术，加黄芪。但芪、术气浮，能滞胃口，倘胸膈有饱闷不快者，须慎用之。如虚而兼寒多呕者，加炮姜七八分，或一二钱。如虚而兼热者，加黄芩一钱五分，或加生地二钱，去杜仲。如阴虚小腹作痛，加枸杞二钱。如多怒气逆者，加香附无妨，或砂仁亦妙。如有所触而动血者，加川续断、阿胶各一二钱；如呕吐不止，加半夏一二钱，生姜三五片。

凉胎饮

【组成】生地　芍药各二钱　黄芩　当归各一二钱　甘草生,七分　枳壳　石斛各一钱　茯苓钱半

【用法】水一盏半,煎七分,食远温服。

【主治】胎气内热不安等证。

【加减】如热甚者,加黄柏一二钱。

滑胎煎

【组成】当归三五钱　川芎七分　杜仲二钱　熟地三钱　枳壳七分　山药二钱

【用法】水二盏,煎八九分,食煎温服。

【主治】胎气临月,宜常服数剂,以使易生。

【加减】如气体虚弱者,加人参、白术,随宜用之;如便实多滞者,加牛膝一二钱。

九蜜煎

【组成】当归　熟地各三钱　芍药酒炒焦　茯苓各钱半　炙甘草　干姜炒　肉桂　北细辛各一钱　吴茱萸制,五分

【用法】水二盏,煎服。

【主治】产后阳气虚寒,或阴邪入脏,心腹疼痛,呕吐不食,四肢厥冷。此与大岩蜜汤略同而稍胜之。

清化饮

【组成】芍药　麦冬各二钱　丹皮　茯苓　黄芩　生地各二三钱　石斛一钱

【用法】水一盏半,煎七分,食远温服。

【主治】妇人产后因火发热,及血热妄行,阴亏诸火不清等证。

【加减】如觉骨蒸多汗者，加地骨皮一钱半；热甚而渴或头痛者，加石膏一二三钱；下热便涩者，加木通一二钱，或黄柏、栀子皆可随证用之；如兼外邪发热，加柴胡一二钱。

毓麟珠

【组成】人参　白术土炒　茯苓　芍药酒炒，各二两　川芎　炙甘草各一两　当归　熟地蒸捣，各四两　菟丝子制，四两　杜仲酒炒　鹿角霜　川椒各二两

【用法】上为末，炼蜜丸，弹子大。每空心嚼服一二丸，用酒或白汤送下，或为小丸吞服亦可。

【主治】妇人气血俱虚，经脉不调，或断续，或带浊，或腹痛，或腰酸，或饮食不甘，瘦弱不孕，服一二斤即可受胎。凡种子诸方，无以加此。

【加减】如男子制服，宜加枸杞、胡桃肉、鹿角胶、山药、山茱萸、巴戟肉各二两；如女人经迟腹痛，宜加酒炒补骨脂、肉桂各一两，甚者再加吴茱萸五钱（汤泡一宿，炒用）；如带多腹痛，加补骨脂一两，北五味五钱，或加龙骨一两（醋煅用）；如子宫寒甚，或泄或痛，加制附子、炮干姜随宜；如多郁怒，气有不顺，而为胀为滞者，宜加酒炒香附二两，或甚者再加沉香五钱；如血热多火，经早内热者，加川续断、地骨皮各二两，或另以汤剂暂清其火，而后服此，或以汤引酌宜送下亦可。

赞育丹

【组成】熟地八两，蒸捣　白术用冬术，八两　当归　枸杞各六两　杜仲酒炒　仙茅酒蒸一日　巴戟肉甘草汤炒　山茱萸　淫羊藿羊脂拌炒　肉苁蓉酒洗，去甲　韭子炒黄。各四两　蛇床子微炒　附子制　肉桂各二两

【用法】上炼蜜丸服。或加人参、鹿茸亦妙。

【主治】阳痿精衰，虚寒无子等证。

凉血养营煎

【组成】生地黄　当归　芍药　生甘草　地骨皮　紫草　黄芩
红花

【用法】水一盅半，煎服。量儿大小加减用之。

【主治】痘疮血虚血热，面红热渴，或色燥不起，及便结溺赤，
凡阳盛阴虚等证，悉宜用此。

【加减】渴，加天花粉；肌热无汗，加柴胡；热毒甚者，加牛
蒡子、木通、连翘之属；血热毒不透者，加犀角。

六物煎

【组成】炙甘草　当归　熟地或用生地　川芎三四分，不宜多　芍
药俱随宜加减　人参或有或无，随虚实用之。气不虚者不必用

【用法】上㕮咀，用水煎服。

【主治】痘疹血气不充，随证加减用之，神效不可尽述。并治
男妇气血俱虚等证。

【加减】如发热不解，或痘未出之先，宜加柴胡以疏表，或加
防风佐之；如见点后，痘不起发，或起而不贯，或贯而浆薄，均宜
单用此汤，或加糯米、人乳、好酒、肉桂、川芎以助营气；如气虚
痒塌不起，加穿山甲（炒用）；如红紫血热不起，宜加紫草或犀角；
如脾气稍滞者，宜加陈皮、山楂；如胃气虚寒多呕者，加干姜（炒
用），或加丁香；如腹痛兼滞者，加木香、陈皮；表虚气陷不起，
或多汗者，加黄芪；气血俱虚，未起未贯而先痒者，加肉桂、白
芷；如元气大虚，寒战咬牙，泄泻，宜去芍药，加黄芪、大附子、
干姜、肉桂。

九味异功煎

【组成】人参二三钱　黄芪炙，一二钱　当归　熟地各二三钱　炙甘草七分或一钱　丁香三五分或一钱　肉桂一钱　干姜炮，一二钱　制附子一二钱

【用法】上量儿大小加减，用水一盅半，煎七分，徐徐与服之。

【主治】痘疮寒战咬牙倒陷，呕吐泄泻，腹痛虚寒等证。用代陈氏十二味异功散等方。

【加减】如泄泻腹痛，加肉豆蔻一钱（面炒），或加白术一二钱。

当归蒺藜煎

【组成】当归　熟地　芍药酒炒　何首乌各二钱　炙甘草　防风　川芎　荆芥穗　白芷各一钱　白蒺藜炒，捣碎，三钱或五钱

【用法】上或水或酒，用二盅煎服，然水不如酒。或以水煎服后，饮酒数杯以行药力亦可。

【主治】痈疽疮疹血气不足，邪毒不化，内无实热而肿痛淋漓者，悉宜用之。此与芍药蒺藜煎相为奇正也，当酌其详。

【加减】阳虚不能化毒者，加桂枝，甚者再加干姜、附子；气虚不化者，加黄芪、人参；毒陷不能外达者，加穿山甲或皂刺。

芍药蒺藜煎

【组成】龙胆草　栀子　黄芩　木通　泽泻各钱半　芍药　生地各二钱　白蒺藜连刺捶碎，五钱，甚者一两

【用法】水二盅，煎八分，食远服。

【主治】通身湿热疮疹，及下部红肿热痛诸疮，神效。外以螵蛸粉敷之。

【加减】如火不甚者，宜去龙胆、栀子，加当归、茯苓、薏仁

之属；如湿毒甚者，加土茯苓五钱，或一二两。

二十四味败毒散

【组成】当归 川芎 生地 熟地 芍药 牛膝 防风 荆芥 白芷 防己 忍冬 桔梗 羌活 独活 白鲜皮 薏仁 连翘 木通 陈皮 粉草 黄柏 知母 栀子 黄连

【用法】上每帖加土茯苓四两（干者），鲜者须半斤，用水六碗，煎三碗，分三次，每日早、午、晚各服一碗。上方后四味，须察其人阴阳寒热，酌而用之。

第二节 古方八阵

一、补阵

《局方》四物汤

【组成】熟地黄 当归各三钱 川芎一钱 芍药二钱
【用法】水二盅，煎服。
【主治】血虚营弱，一切血病，当以此为主。

薛氏加味四物汤

【组成】即《局方》四物汤加山栀、柴胡、丹皮。

《正传》加味四物汤

【组成】当归一钱 五味子九粒 熟地三钱 麦冬 黄柏 苍术各一钱 白芍药 川芎各七分半 人参 黄连各五分 杜仲七分半 牛膝足不软者不用 知母各三分
【用法】水二盅，煎一盅，空心温服。酒糊丸服亦可。

【主治】血热阴虚诸痿，四肢软弱不能举动。

《保命》柴胡四物汤

【组成】当归　熟地　芍药　川芎各钱半　柴胡八分　人参　黄芩　半夏　甘草各三钱

【用法】加生姜三片，水煎服。

【主治】日久虚劳，微有寒热，脉滑而数者。

《局方》八珍汤

【组成】即前四君子、四物汤相合也。

【主治】气血两虚，调和阴阳。

十全大补汤

【组成】即八珍汤加黄芪、肉桂各一钱。

【主治】气血俱虚，恶寒发热，自汗盗汗，肢体困倦，眩晕惊悸，晡热作渴，遗精白浊，二便见血，小便短少，便泄闭结，喘咳下坠等证。

《局方》人参养营汤

【组成】人参　黄芪　当归　白术　炙甘草　桂心　陈皮各一钱　熟地　五味　茯苓各七分　白芍钱半　远志五分

【用法】加姜、枣，水煎服。

【主治】脾肺俱虚，恶寒发热，肢体瘦倦，食少作泻，口干，心悸，自汗等证。

《局方》十四味大建中汤

【组成】人参　白术　茯苓　甘草炙　川芎　当归　白芍　熟

地 黄芪 肉桂 附子炮 麦冬 半夏汤洗 肉苁蓉酒浸。各等分

【用法】上咀。每服五钱，水二盅，姜三片，枣二枚，煎八分，空心温服。

【主治】阳虚气血不足，腰脚筋骨疼痛，及荣卫失调，积劳虚损，形体羸瘠，短气嗜卧，渐成劳瘵者。

《济生》黄芪汤

【组成】黄芪蜜炙 熟地 白茯苓 天门冬 麻黄根 肉桂 龙骨各一钱 小麦炒 五味子 防风各八分 当归 炙甘草各七分

【用法】水二盅，姜三片，煎服。

【主治】喜怒惊恐房劳，致阴阳偏虚者，或自汗盗汗不止。

【加减】如冷汗，加熟附子二片；发热自汗，加石斛一钱。

魏氏大补黄芪汤

【组成】人参 白茯苓 肉苁蓉 熟地各一钱 黄芪 白术 当归 山茱萸 防风各八分 炙甘草 肉桂各四分 五味子十一粒

【用法】水一盅半，加姜三片，枣一枚，煎七分，不拘时服。

【主治】虚弱自汗。

丹溪琼玉膏

【组成】人参十二两 白茯苓十五两 白蜜五斤，熬去沫 琥珀 沉香各五钱 大生地十斤，以银石器杵取自然汁

【用法】上先以地黄汁同蜜熬沸，搅匀，用密绢滤过，将人参等为极细末，和蜜汁入瓷、银瓶内，用棉纸十余层加箬封扎瓶口，入砂锅或铜锅，以桑柴火、长流水没瓶煮三昼夜，取出换油蜡纸扎口，悬浸井中半日以出火气，提起仍煮半日，以去水气，然后收藏。每日清晨及午后，取三匙，用温酒一两许调服，或白汤亦可。制须净室，忌鸡、犬。

【主治】虚劳干咳嗽，或好酒者久嗽尤效。

【按语】本方原无琥珀、沉香二味，乃癯仙加入者，云奇效异常，今并录其方。

补肺汤

【组成】人参　黄芪　北五味　紫菀各七分半　熟地黄　桑白皮各钱半

【用法】水二盅，煎八分，入蜜少许，食远温服。

【主治】劳嗽。

杨氏宁肺汤

【组成】人参　茯苓　当归　白芍药　白术　甘草炙　川芎　熟地黄　麦门冬　五味子　桑白皮各七分　阿胶炒，一钱

【用法】水二盅，姜二片，紫苏五叶，煎八分，食远服。

【主治】荣卫俱虚，发热自汗，咳嗽痰涎，肺气喘急，唾脓。

《拔萃》五味黄芪散

【组成】五味子　人参　芍药　甘草各五分　黄芪　桔梗各钱半　熟地　麦冬各一钱

【用法】水二盅，煎八分，食后温服。

【主治】咳嗽咯血成劳，眼睛疼痛，四肢困倦，脚膝无力。

黄芪益损汤

【组成】人参　黄芪　当归　熟地黄　白术　川芎　芍药　麦冬　甘草　茯苓　山药　五味子　木香　石斛　肉桂　丹皮等分

【用法】上咀。每服一两，水一盅半，姜五片，枣二枚，小麦五十粒，乌梅一个，煎七分，食前服。

【主治】男妇诸虚百损，五劳七伤，骨蒸潮热，百节疼痛，盗

汗惊惕，咽燥唇焦，憔瘦少力，咳嗽多痰，咯吐衄血，寒热往来，
颊赤昏倦少食，服热药则热烦躁满，服寒药则膈满腹痛，及大病后
荣卫不调，或妇人产后血气未足，俱宜服此。

《元戎》地黄散

【组成】生地黄　熟地黄　地骨皮　枸杞子

【用法】上等分，焙干为细末，每服二钱，蜜汤调下，不拘时。

【主治】衄血往来久不愈。

《良方》柔脾汤

【组成】甘草炒　白芍药炒　黄芪炒。各半两　熟地黄两半

【用法】上每服五七钱，水煎服。

【主治】虚热吐血、衄血、汗出。

【加减】世治吐血并用竹茹、地黄、藕汁、童便，此亦不可拘
泥。如阳乘于阴，血得热则流散，经水沸溢，理宜凉解，以大黄、
犀角之类；如阴乘于阳，所谓天寒地冻，水凝成冰，须当温散，宜
干姜、肉桂，或理中汤之类。

东垣麦门冬饮子

【组成】麦门冬　黄芪各一钱　人参　归身　生地各五分　五味
子十粒

【用法】上㕮咀，水煎服。

【主治】吐血久不愈者。

麦门冬散

【组成】麦门冬　生地各一钱　白芍药　蒲黄各二钱

【用法】水二盏，姜三片，煎八分，食后温服。

【主治】鼻衄。

旋神饮

【组成】人参　白术　黄芪　当归　熟地黄　麦门冬　白芍药　茯神　白茯苓　莲肉　五味子　炙甘草　桔梗　半夏曲各五分

【用法】水一盅半，红枣一枚，乌梅一个，煎七分，食远服。

【主治】劳瘵憎寒壮热，口干咽燥，自汗烦躁，咳嗽唾血，瘦剧困倦。

【加减】如嗽，加阿胶；胸满，加木香，以湿纸包，炮用，或加沉香亦可；如不思饮食，加扁豆（炒用）。

《医统》养心汤

【组成】归身　生地　熟地　茯神各一钱　人参钱半　麦冬钱半　枣仁　柏子仁各八分　炙甘草四分　五味子十五粒

【用法】加灯心、莲子，水煎八分服。

【主治】体质素弱，或病后思虑过多，心虚惊悸不寐。

正心汤

【组成】人参　当归酒洗　生地黄　茯神各一钱　羚羊角镑为末　枣仁炒，研　甘草炙　远志制。各八分

【用法】水一盅半，莲子七枚，煎七分，入羚羊角末、麝香半分，和匀，食后、临卧服。

【主治】七情五志久逆，心风妄言妄笑，不知所苦。

《局方》茯苓补心汤

【组成】白茯苓　白茯神　麦门冬　生地黄　当归　半夏曲　陈皮各一钱　甘草五分

【用法】上加竹叶、灯心，同煎服。

【主治】心虑过多，心神溃乱，烦躁不寐。

东垣圣愈汤

【组成】人参　川芎　当归　熟地黄酒拌蒸　生地黄酒拌　黄芪炙，各一钱

【用法】上，水煎服。

【主治】血虚心烦，睡卧不宁，或五心烦热。

《选要》十宝汤

【组成】黄芪炙，四钱　熟地黄　人参　白术　白芍药　当归　茯苓　半夏　五味子　肉桂各一钱　甘草炙，五分

【用法】水一盏，姜三片，乌梅一个，煎七分，食远服。

【主治】冷痢虚甚，下物如鱼脑，三服愈。

《局方》大防风汤

【组成】人参　白术　防风　羌活各二钱　黄芪一钱　熟地　杜仲各二钱　官桂　甘草炙。各五分　白芍　牛膝　附子各一钱　川芎钱半

【用法】水煎服。

【主治】足三阴亏损，寒湿外邪乘虚内侵，患鹤膝、附骨等疽，不问已溃未溃，宜先用此。及治痢后脚膝软痛，不能动履，名曰痢后风。此药祛风顺气，活血壮筋骨，行履如故。

【备注】一方有当归，无官桂，加姜七片。

河间地黄饮子

【组成】熟地　巴戟去心　山茱萸　肉苁蓉酒浸　附子　石斛　五味　石菖蒲　茯苓　远志　官桂　麦门冬

【用法】上等分，每服五钱，入薄荷少许，姜、枣煎服。

【主治】舌喑不能言，足废不能行，此谓少阴气厥不至，急当温之，名曰痱证。凡阴虚有二：有阴中之水虚，有阴中之火虚，此治火虚之剂。

《千金》人参固本丸

【组成】人参二两　天冬炒　麦冬炒　生地黄　熟地黄各四两

【用法】蜜丸，桐子大。每服五六十丸，空心，温酒或淡盐汤下。中寒之人不可服。如欲作膏，俟煎成，外加白蜜四两。

【主治】脾虚烦热，金水不足，及肺气燥热，作渴作嗽，或小便短少赤色，涩滞如淋，大便燥结，此阴虚有火之圣药也。

天王补心丹

【组成】生地黄四两，洗净　人参　玄参炒　丹参炒　远志炒桔梗各五钱　白茯苓五钱　五味炒　当归酒洗　麦冬炒　天冬炒　柏子仁炒　酸枣仁炒。各一两

【用法】上为细末，炼蜜为丸，每两分作十丸，金箔为衣。每服一丸，灯心、枣汤化下，食远临卧服。或作小丸亦可。

【主治】宁心保神，固精益血，壮力强志，令人不忘，去烦热，除惊悸，清三焦，解干渴，育养心气。

【备注】《类方》：如前方，内多黄连二两（酒炒）。

《医统》方：较前多百部、菖蒲、杜仲三味。

生地黄二两，用砂仁五钱、茯苓一两同煮，去砂仁不用　人参　玄参丹参　远志　柏子仁炒　枣仁炒　白茯神　杜仲制　百部各一两　归身一两六钱　天冬　麦冬各一两二钱　桔梗八钱　五味　石菖蒲各五钱

《得效》方：用熟地，不用生地，余如《医统》，又外加茯苓、炙甘草，共一十八味，分两俱各等分。

【按语】上方惟前十三味者，乃《道藏经》本方。此外各有不同，亦惟随宜择用可也。

《百一》补心神效丸

【组成】黄芪蜜炙　茯神　人参各四两　远志制，二两　熟地黄三两　枣仁炒　柏子仁另研　五味子各二两　朱砂一两，另研

【用法】上为末，炼蜜丸，桐子大。每服五十丸，米饮、温酒任下。

【加减】盗汗不止，麦麸汤下；梦遗失精，人参龙骨汤下；卒暴心痛，乳香汤下；虚烦发热，麦门冬汤下；吐血，人参汤下；大便下血，地榆汤下；小便出血，茯苓车前子汤下；中风不语，薄荷生姜汤下；风痫痰气，防风汤下。

《局方》平补镇心丹

【组成】人参　龙齿各二两五钱　白茯苓　茯神　麦冬　五味各一两二钱半　车前子　远志制　天冬　山药姜汁炒　熟地酒蒸，各一两半　朱砂两半，为衣　枣仁炒，三钱

【用法】炼蜜丸，桐子大。每服八九十丸，早晚米饮或温酒下。

【主治】心血不足，时或怔忡，夜多乱梦，如堕岸谷。常服安心肾，益荣卫。

【备注】一方有肉桂一两二钱五分；一方有当归、柏子仁、石菖蒲。

《集验》柏子养心丸

【组成】柏子仁鲜白不油者，以纸包槌去油　白茯神　酸枣仁　生地黄　当归身各二两　五味子　辰砂细研　犀角镑　甘草各半两

【用法】上为末，炼蜜丸如芡实大，金箔为衣。午后、临卧各津嚼一丸。

【主治】心劳太过，神不守舍，合眼则梦，遗泄不常。

古庵心肾丸

【组成】牛膝酒浸　苁蓉酒浸　熟地黄各二两　菟丝子酒煮,三两　人参　黄芪蜜炙　当归酒浸　山药炒　鹿茸酥炙　附子炮,去皮脐　茯神　五味子　龙骨煅　远志甘草汤浸剥,姜汁炒。各一两

【用法】上为细末,酒煮面糊丸,桐子大。每服百丸,空心枣汤或清汤送下。

【主治】水火不济,心下怔忡,夜多盗汗,便赤梦遗。

十四友丸

【组成】人参　黄芪　当归　生地黄　远志　茯神　茯苓　枣仁泡去皮,隔纸炒　阿胶炒　龙齿　紫石英　薄荷　朱砂各一两

【用法】上为末,炼蜜丸,桐子大。每服五七十丸,食后临卧枣汤下。

【主治】惊悸怔忡。

《金匮》六味地黄丸

【组成】熟地黄八两,蒸捣　山茱萸　山药炒。各四两　丹皮　泽泻　白茯苓各三两

【用法】上为细末,和地黄膏加炼蜜为丸,桐子大。每服七八十丸,空心食前滚白汤,或淡盐汤任下。此方用水煎汤,即名六味地黄汤,下八味丸亦同。

【主治】肾水亏损,小便淋闭,头目眩晕,腰腿酸软,阴虚发热,自汗盗汗,憔悴瘦弱,精神疲困,失血失音,水泛为痰,病为肿胀,壮水制火之剂也。

【备注】即《金匮》肾气丸,亦名地黄丸。

崔氏八味丸

【组成】即前六味地黄丸加肉桂、制附子各一两。

【主治】命门火衰，不能生土，以致脾胃虚寒，饮食少思，大便不实，或下元冷惫，脐腹疼痛等证。王太仆曰：益火之源以消阴翳，即此谓也。

陈氏加减八味丸

【组成】六味地黄丸加肉桂一两，五味子四两（炒用），内泽泻（切片，蒸五次焙用）。

【主治】肾水不足，虚火上炎，发热作渴，口舌生疮，或牙根溃蚀，咽喉疼痛，寝汗憔悴等证。此临川陈自明方。李氏云：凡发背之热，未有不自肾虚而得之者，必须五更服加减八味丸。

【备注】一方五味止用一两。

《良方》益阴肾气丸

【组成】六味地黄丸加当归、生地各四两，五味子二两。

【主治】阴虚潮热盗汗，烦热作渴，筋骨疼痛，月经不调等证。

薛氏加减《金匮》肾气丸

【组成】熟地四两，酒拌蒸　山药　山茱萸　川牛膝　丹皮　泽泻　车前子　肉桂各一两　白茯苓三两　附子制，五钱

【用法】上为末，炼蜜同地黄膏捣丸，桐子大。每服七八十丸，空心米饮下。

【主治】脾肾阳虚，不能行水，小便不利，腰重脚肿，或肚腹肿胀，四肢浮肿，或喘急痰盛，已成臌证，其效如神。

【按语】此证多因脾胃虚弱，或治失其宜，元气复伤而变此证。若非速救肾中之火，则阳气不充于下，何以生土？土虚又何以制水？此必用之剂也，苟不知此，必不能救。若病在燃眉，当变丸为汤治之。

丹溪滋阴大补丸

【组成】熟地二两　山药炒　牛膝各两半　山茱萸　杜仲　巴戟肉　白茯苓　五味子　小茴香炒　肉苁蓉酒洗去甲，新瓦焙干　远志甘草汤煮，晒干。各一两　石菖蒲　枸杞各五钱

【用法】上为末，红枣肉和或炼蜜为丸，桐子大。每服七八十丸，空心淡盐汤或温酒任下。

【主治】诸虚不足，腰腿疼痛，行步无力。壮元阳，益肾水。

《秘方》全鹿丸

【组成】人参　白术炒　茯苓　炙甘草　当归　川芎　生地黄　熟地黄　黄芪蜜炙　天门冬　麦门冬　枸杞　杜仲盐水炒　牛膝酒拌蒸　山药炒　芡实炒　菟丝制　五味子　锁阳酒拌蒸　肉苁蓉　补骨脂酒炒　巴戟肉　胡芦巴酒拌蒸　川续断　覆盆子酒拌蒸　楮实子酒拌蒸　秋石　陈皮上各一斤　川椒去目，炒　小茴香炒　沉香　青盐各半斤

【用法】上先须精制诸药为末，和匀一处，候鹿胶成就，和捣为丸，桐子大，焙干。用生黄绢作小袋五十条，每袋约盛一斤，悬置透风处，用尽一袋，又取一袋。阴湿天须用火烘一二次为妙。每服八九十丸，空心、临卧，姜汤、盐汤、白汤任下，冬月温酒亦可。

人制一料服之，可以延年一纪。其法须四人共制一鹿，分而服之，逾年又共制之，四人共制四年，则每人得一全鹿。若一人独制一料，恐久留变坏，药力不全矣。

中鹿一只，缚杀之，退去毛，将肚杂洗净，同鹿肉加酒煮熟，将肉横切，焙干为末；取皮同杂仍入原汤熬膏，和药末、肉末加炼蜜和捣为丸。其骨须酥炙为末，同入之。

【主治】此药能补诸虚百损，五劳七伤，攻效不能尽述。

《青囊》仙传斑龙丸

【组成】鹿角胶　鹿角霜　柏子仁　菟丝子制　熟地黄各八两
白茯苓　补骨脂各四两

【用法】上将胶先溶化，量入无灰酒打糊丸，桐子大。每服六
七十丸，空心淡盐汤或酒任下。

【主治】壮精神，除百病，养气血，补百损，老人、虚人常服，
延年益寿。

《正传》鹿角胶丸

【组成】鹿角胶一斤　鹿角霜　熟地各半两　当归四两　人参
牛膝　菟丝子制　白茯苓各三两　白术　杜仲各二两　虎胫骨酥炙
龟甲酥炙。各一两

【用法】上为末，先将鹿角胶用无灰酒二盅溶化，加炼蜜捣丸，
桐子大。每服百丸，空心盐姜汤下。

【主治】血气亏损，两足痿弱，不能行动，久卧床褥者，神效。

鹿茸丸

【组成】鹿茸酥炙，另捣成泥　五味子　当归　熟地黄各等分

【用法】酒糊和丸，桐子大。每服四五十丸，温酒或盐汤任下。

【主治】脚气腿腕生疮，及阴虚下元痿弱，咳嗽等证。

《集验》鹿茸丸

【组成】鹿茸酥炙　熟地黄　当归　枸杞　枣仁炒　附子制　牛
膝　远志姜汁浸，炒　山药　沉香　肉苁蓉酒浸，各二两　麝香五分

【用法】炼蜜丸，桐子大。每服五十丸，盐汤下。

【主治】诸虚劳倦。补心肾，益气血。

《三因》鹿茸丸

【组成】鹿茸_{酥炙} 麦门冬 熟地黄 黄芪_炙 五味 肉苁蓉 鸡内金_{酒炒} 山茱萸 补骨脂_{炒。各七钱} 茯苓 人参 牛膝_{酒浸} 玄参 地骨皮_{各半两}

【用法】上为末，炼蜜丸，桐子大。每服七八十丸，米饮下。

【主治】失志伤肾，肾虚消渴，小便无度。

杨氏还少丹

【组成】熟地黄_{二两} 山药 山茱萸 杜仲_{姜汤炒} 枸杞_{二两} 牛膝_{酒浸} 远志_{姜汁浸，炒} 肉苁蓉_{酒浸} 北五味 川续断 楮实子 舶茴香 菟丝子_制 巴戟肉_{余各一两}

【用法】上为细末，炼蜜丸，桐子大。每服五十丸，空心盐酒下。

【主治】脾肾虚寒，饮食少思，发热盗汗，遗精白浊，真气亏损，肌体瘦弱等证。

《局方》无比山药丸

【组成】山药_{二两} 菟丝子_{三两，酒浸煮} 五味_{拣净，六两} 肉苁蓉_{四两，切片酒浸，焙} 杜仲_{三两，酒炒} 牛膝_{一两，酒浸蒸} 熟地 泽泻 山茱萸 茯苓 巴戟肉 赤石脂_{各一两}

【用法】上为细末，炼蜜和丸，桐子大。每服三五十丸，食前温酒或米饮下。

【主治】诸虚损伤，肌肉消瘦，耳聋目暗。常服壮筋骨，益肾水，令人不老。

还元丹

【组成】何首乌_{半斤，用米泔水浸软，竹刀刮去皮，分四制。忌铁器，}

以砂锅、瓦器盛酒拌芝麻蒸一次，晒干；又用羊肉一斤，切片拌蒸一次，晒干；再用酒拌蒸一次，黑豆拌蒸一次，各晒干　熟地　生地_{酒浸，焙。各三两}
天冬　麦冬_{各末，一两}　人参_{五钱}　地骨皮_{童便浸，晒}　白茯苓_{酒浸晒干取末。各一两}

【用法】上取乳汁六两，白蜜十两，同炼一器中，合前末为膏，瓷器取贮，勿令泄气。不拘时服一二匙，沸汤漱咽之。

【主治】此药大补元气，服一月自觉异常，功效不可尽述。此方为阴虚血热者宜之，诸阳虚者不可用。

【备注】一名延年益寿不老丹。

《经验》养荣丸

【组成】人参　白术_{土炒}　当归　熟地黄　黄芪　芍药　山药_{各一两}　远志_制　生地黄　山茱萸_{各半两}　白茯苓_{二两}　陈皮_{八钱}

【用法】上为细末，用鸭一只，取血入炼蜜和丸，桐子大。每服八九十丸，食前淡盐汤送下，或酒亦可。

【主治】男妇气血两虚，精神短少，脾胃不足，形体羸瘦。

三才丸

【组成】天门冬　熟地黄　人参_{等分}
【用法】上为末，炼蜜丸服。

打老儿丸

【组成】熟地　山药_{炒，各五两}　牛膝_{酒洗}　巴戟_{枸杞汤洗，炒}
楮实子_{去浮者}　枸杞　石菖蒲　远志肉_{甘草汤制}　白茯苓_{去筋}　杜仲_{盐水炒}　北五味_{蜜水拌蒸一二时，捣饼焙干}　山茱萸_{上各四两}　小茴香
续断_{各三两}　肉苁蓉_{切片酥炙，五两}

【用法】上为末，炼蜜丸，桐子大。每服五六十丸，空心、午前、临睡，或酒，或盐汤，下百余丸。

肉苁蓉丸

【组成】肉苁蓉酒浸，焙　菟丝子酒浸，煮，研　山茱萸　白茯苓　熟地黄　人参　官桂　防风　芍药　黄芪各五钱　附子炮　羌活　泽泻各二钱半　羊肾一对，薄切，去筋膜，炙干

【用法】炼蜜丸，桐子大。每服三五十丸，空心温酒下。

【主治】肾虚耳聋。

黄芪丸

【组成】黄芪炙　人参　熟地黄　白茯苓　薏苡仁　山茱萸各一两　枣仁　羌活去芦　当归　羚羊角屑　枸杞子　桂心各七钱半　防风　远志各半两

【用法】上为细末，炼蜜和丸，梧子大。每服七八十丸，温酒下，不拘时。

【主治】虚风羸瘦，心神虚烦，筋脉拘挛，疼痛少睡。

二丹丸

【组成】丹参　天门冬　熟地黄各一两半　麦门冬　白茯苓　甘草各一两　人参　丹皮　远志各半两

【用法】上为细末，炼蜜和丸，桐子大，以朱砂半两为衣。每服五七十丸，加至百丸，空心煎愈风汤送下。

【主治】风邪健忘，和血养神定志，内安心神，外华腠理。

《海藏》益血丹

【组成】当归酒浸，焙　熟地黄等分

【用法】上为末，炼蜜丸，弹子大。细嚼，酒下一丸。

【主治】大便燥，久虚亡血。

《集要》四神丸

【组成】五味子　菟丝饼各四两　熟地黄六两　肉苁蓉一斤,去甲

【用法】上为末,酒煮山药糊丸,桐子大。每服五十丸,空心盐汤下。

【主治】禀赋虚弱,小便频数不禁。

《三因》加味四斤丸

【组成】肉苁蓉酒洗　牛膝酒洗　天麻　木瓜　鹿茸酥炙　熟地黄　五味酒浸　菟丝子酒煮。等分

【用法】上为末,炼蜜丸,桐子大。每服五十丸,食前温酒或米饮送下。

【主治】肾虚肺热,热淫于内,致筋骨痿弱,不能收持。

二、和阵

《辨疑》柴葛二陈汤

【组成】柴胡　干葛　陈皮　半夏　茯苓　甘草　白术　苍术制　川芎　黄芩各等分。若阴疟除此味。

【用法】水二盅,姜三片,煎服。

【主治】一切疟、暑、湿、劳、食等证。

【加减】内干葛、川芎、苍术,乃发散之剂,若久疟及发散过者除之。阳分汗多,加人参、黄芪,去干葛;阴分虚者,加酒炒芍药、当归、生地;久疟,微邪潮热,加四君子汤,去祛邪之药;若欲截疟,加常山、槟榔、青皮、贝母各一钱。

当归活血散

【组成】赤芍药　归尾酒洗　生地黄各钱半　桃仁去皮尖,炒　红花酒洗　香附童便浸。各一钱　川芎　牡丹皮　延胡索　蓬术炮。各八

分 三棱炮 青皮各七分

【用法】 水一盏半,煎七分,食前服。

【主治】 瘀血胀满。

十味温胆汤

【组成】 半夏汤泡 枳实麸炒 陈皮各二钱 白茯苓钱半 人参
熟地 枣仁炒 远志制 五味各一钱 炙甘草五分

【用法】 水二盏,生姜五片,枣一枚,煎八分,不拘时服。

【主治】 治证同前(气郁生涎,梦寐不宁,怔忡惊悸,心虚胆
怯,变生诸证),兼治四肢浮肿,饮食无味,心虚烦闷,坐卧不安,
梦遗精滑等证。

地黄煎

【用法】 用生地黄一斤,捣取汁,于银锅或砂锅微火煎一二沸,
入白蜜一斤,再煎至三升,每服半升,日三服。

一方:用生地黄汁一升,生姜汁一合,和匀。温服,日三四次。

一方:治虚劳吐血。用生地黄五斤捣,以好酒五升煮,去渣服。

【主治】 吐血,忧患内伤,胸膈疼痛,及虚劳唾血百病,久
服佳。

阿胶散

【组成】 阿胶炒 白及各二钱 天门冬 北五味子 人参 生地
黄 茯苓各一钱

【用法】 上以白及为细末,余药用水一盏半,入蜜二匙,秫米
百粒,生姜五片,同煎熟,入白及末调,食后温服。

【主治】 肺燥咳嗽不已,及唾血。

除湿和血汤

【组成】当归身酒拌 牡丹皮 生地黄 熟地黄 黄芪炙 炙甘草各一钱 白芍药钱半 生甘草 升麻 陈皮 秦艽 苍术 肉桂各五分

【用法】水二盅，煎八分，空心，候宿食消尽热服。

【主治】阳明经湿热虚陷，便血腹痛。

防风当归汤

【组成】防风 当归 川芎 熟地黄等分

【用法】每服一两，水二盅，煎一盅，温服。

【主治】发汗过多，发热，头摇口噤，脊背反张，太阳兼阳明证也，宜祛风养血。

《机要》大秦艽汤

【组成】当归 芍药 白术 生地 熟地 川芎 甘草 茯苓防风 白芷 独活 羌活 黄芩各七分 秦艽 石膏各一钱 细辛五分

【用法】水二盅，煎一盅，温服。

【主治】中风外无六经之形证，内无便溺之阻隔，血弱不能养筋，故手足不能运动，舌强不能言语，宜养血而筋自愈。

【加减】如遇天阴，加生姜七片；如心下痞，加枳实五分；春、夏加知母一钱。

《拔萃》养血当归地黄汤

【组成】当归 川芎 熟地黄 芍药 藁本 防风 白芷各一钱细辛五分

【用法】水一盅半，煎八分，食远温服。

【主治】中风少血偏枯，筋脉拘挛疼痛。

三痹汤

【组成】人参　黄芪　当归　川芎　熟地黄　白芍药　杜仲姜汁炒　续断　桂心　牛膝　细辛　白茯苓　防风　秦艽　独活　甘草等分

【用法】水二盅，姜三片，枣一枚，煎七分，不拘时服。

【主治】血气凝滞，手足拘挛，风痹等疾皆效。

秦艽地黄汤

【组成】秦艽　生地黄　当归　川芎　白芍药　甘草　防风　荆芥　升麻　白芷　蔓荆子　牛蒡子蒸　羌活各一钱

【用法】水煎服。

【主治】风热血燥，筋骨作痛。

《宝鉴》独活寄生汤

【组成】独活一钱　杜仲炒　细辛　桑寄生　人参　当归　川芎　芍药　茯苓　牛膝　甘草　桂心　熟地黄　防风　秦艽

【用法】水一盅半，姜三片，煎七分，空心服。

【主治】肾虚卧冷，寒湿当风，腰脚疼痛。

愈风丹

【组成】羌活十四两　当归　熟地　生地各一斤　杜仲七两　天麻　草薢另研细　牛膝酒浸焙干　玄参各六两　独活五两　肉桂三两

【用法】炼蜜丸，桐子大。每服五七十丸，或百丸，空心食前，温酒或白汤下。

【主治】足三阴亏损，风邪所伤，肢体麻木，手足不遂等证。

愈风燥湿化痰丸

【组成】白术炒　苍术米泔浸　杜仲姜汁炒。各二两　牛膝酒浸
川芎　薏仁　巴戟　补骨脂炒。各一两　当归　牙皂瓦炒　防风　羌
活　生地　独活　防己　天麻　南星　半夏　陈皮　木香　沉香
川乌　僵蚕　全蝎各五钱

【用法】上为末，酒糊丸，桐子大。每服百丸，空心、食前酒
送下，日二次，食干物压之。

【主治】历节风，湿痰壅滞，昼夜疼痛无休者。

调荣活络饮

【组成】当归　牛膝　杏仁研如泥　大黄各二钱　生地　芍药
红花　羌活各一钱　桂枝三分　川芎一钱半

【用法】水一盏半，煎八分，食前温服。

【主治】失力闪腰，或跌仆瘀血，及大便不通，腰痛。

丹溪防己饮

【组成】白术　木通　防己　槟榔　川芎　甘草梢　犀角　苍
术盐水炒　生地黄　黄柏酒炒。等分

【用法】上，水煎服。

【主治】脚气。

【加减】大便实，加桃仁；小便涩，加牛膝；有热，加黄芩、
黄连；大热及时令热，加石膏；有痰，加竹沥、姜汁。

地黄汤

【组成】熟地黄四两　当归二两　芍药　川芎　牛膝酒浸　山奈
各一两　杜仲半两，姜汁炒

【用法】上㕮咀。每服一两，水一盏半，煎八分，不拘时温服。

【主治】穿心脚气。

《三因》胜骏丸

【组成】附子炮制　当归　天麻　牛膝　木香　枣仁炒　熟地酒蒸　防风各二两　木瓜四两　羌活　乳香各半两　全蝎炒　甘草炙　没药各一两　麝香二钱

【用法】上为末，用生地黄三斤，以无灰酒四升煮干，晒二日，杵烂如膏，入前末和匀，杵千余下，每两作十丸。每服一二丸，细嚼，临卧酒下。作小丸服亦可。

【主治】元气不足，为寒湿之气所袭，腰足挛拳，或脚面连指走痛无定，筋脉不伸，行步不随。常服益真气，壮筋骨。

神应养真丹

【组成】当归酒浸片时，捣　熟地黄酒蒸，捣　川芎　芍药　羌活　天麻　菟丝子酒制　木瓜等分

【用法】上为末，入地黄、当归二膏，加蜜捣丸，桐子大。每服百丸，空心酒下，盐汤亦可。

【主治】厥阴经为四气所袭，脚膝无力，或右痪左瘫，半身不遂，手足顽麻，语言謇涩，气血凝滞，遍身疼痛。

《本事》虎骨酒

【组成】虎胫骨真者　萆薢　淫羊藿　薏苡仁　牛膝　熟地黄各二两

【用法】上锉细，绢袋盛，浸酒二斗，饮了一盏入一盏，可得百日。妇人去牛膝。

【主治】祛风，补血益气，壮筋骨，强脚力。

《活人》薏仁酒

【组成】薏苡仁　牛膝各二两　海桐皮　五加皮　独活　防风　杜仲各一两　熟地黄一两半　白术半两

【用法】上为粗末，以生绢袋盛，用好酒五升浸，春秋冬二七日，夏月分作数帖，逐帖浸酒用之。每日空心服一盏或半盏，日三四服，常令酒气不绝。久服觉皮肤下如有虫行，即风湿气散。

【主治】脚痹。

《卫生》润肠汤

【组成】生地黄　生甘草　熟地黄　当归尾　大黄煨。各五钱　桃仁　麻子仁各一钱　红花五分

【用法】用水二盏，煎一盏，空心服。

【主治】大便燥结不通。

通幽汤

【组成】熟地　生地　归梢　红花　桃仁泥　大黄各一钱　升麻二分

【用法】水一盅半，煎服。

【主治】大便燥结坚黑，腹痛。

【备注】古方加麻仁、甘草，即名润燥汤。

东垣导滞通幽汤

【组成】升麻梢　桃仁泥　归身各一钱　炙甘草　红花各三分　熟地　生地各五分

【用法】水二盅，煎一盅，调槟榔末五分，稍热服。

【主治】幽门不通，气不升降，大便闭塞。凡脾胃初受热中，多有此证，治在幽门，以辛润之。

益血润肠丸

【组成】 熟地黄六两　杏仁炒，去皮尖　麻仁各三两。以上三味同杵膏　枳壳麸炒　橘红各二两　肉苁蓉酒洗，去甲　阿胶炒。各一两　苏子　荆芥各一两　当归三两

【用法】 上以后七味为末，同前三味膏和杵千余下，仍加炼蜜丸，桐子大。每服五六十丸，空心白汤或酒下。

【主治】 老人大便燥结。

牛膝膏

【组成】 桃仁去皮尖　归尾酒洗。各一两　生地黄酒洗　赤芍药各两半　川芎五钱　牛膝去芦，四两，酒浸一宿

【用法】 上咬咀。用好水十盅，炭火慢煎至二盅，入麝香少许，分四次空心服。如夏月，须用冷水换浸之，则不坏。

【主治】 死血作淋。

无择养荣汤

【组成】 人参　黄芪　白术　当归　甘草炙　桂心　陈皮各一两　白芍药三两　生地黄　茯苓各五钱　五味子　远志各三钱

【用法】 上咀。每服一两，水一盅半，姜三片，枣三枚，煎七分，食前服。

【主治】 五疸虚弱，脚软心悸，口淡耳鸣，微发寒热，气急，小便白浊，当作虚劳治之。

龙脑鸡苏丸

【组成】 麦冬四两　甘草一两半　龙脑薄荷叶一斤　阿胶炒　人参各二两　黄芪炙，一两　生地六两，另为末　木通　银柴胡各二两。此二味用沸汤浸一日夜，绞取汁

【用法】用好白蜜二斤，先煎一两沸，却入地黄末，不住手搅，徐加木通、柴胡汁，慢火熬成膏，然后加前诸药末和丸，如豌豆大。每服二十丸，随证用引送下。如室女虚劳，寒热潮作，用人参柴胡汤下。

【主治】上焦之火，除烦解劳，安吐血衄血，清五脏虚烦，神志不定，上而酒毒膈热消渴，下而血滞五淋血崩等疾。

【备注】一方如前，有黄连一两。

三、 攻阵

子和玉烛散

【组成】当归　川芎　芍药　地黄　大黄　芒硝　甘草各等分

【用法】上㕮咀，水煎服。甚者倍用大黄。

【主治】血虚有滞，或妇人经候不通，腹胀作痛。

【按语】此四物汤合调胃承气汤也。

《元戎》四物汤

【组成】当归　熟地黄　川芎　白芍药　大黄煨　桃仁各等分

【用法】用水煎，或丸服亦可。

【主治】脏结秘涩。

四、 散阵

易老九味羌活汤

【组成】羌活　防风　苍术各一钱　白芷　川芎　生地　黄芩　甘草各钱半　细辛七分

【用法】水二盅，姜三片，枣一枚，煎八分，热服取汗。

【主治】四时不正之气，感冒风寒，憎寒壮热，头疼身痛，口渴，人人相似者，此方主之。

【加减】有汗者，去苍术，加白术；渴者，加葛根、石膏。

【备注】一名羌活冲和汤。

续命煮散

【组成】人参　熟地黄　当归　川芎　芍药　防风　荆芥　独活　细辛　葛根　甘草　远志　半夏各五钱　桂心七钱半

【用法】上每服一两，水二盅，生姜三片，煎八分，温服。

【主治】补虚消风，通经络，行气血，除瘾疹疼痛。

【加减】汗多者，加牡蛎粉一钱半。

愈风汤

【组成】羌活　甘草　防风　当归　蔓荆子　川芎　细辛　黄芪　枳壳　人参　麻黄　白芷　甘菊　薄荷　枸杞子　知母　地骨皮　独活　秦艽　黄芩　芍药　苍术　生地黄各四两　肉桂一两

【用法】上咬咀。每服一两，水二盅，生姜三片，煎七分，空心、临卧服。空心一服，吞下二丹丸，谓之重剂；临卧一服，吞下四白丹，谓之轻剂。假令一气之微汗，用愈风汤三两，加麻黄一两，作四服，加姜五七片，空心服，以粥投之，得微汗则佳。如一旬之通利，用愈风汤三两，加大黄一两，亦作四服，每服加生姜五七片，临卧煎服，得利为度。

【主治】中风诸证，当服此药，以行导诸经，则大风悉去，纵有微邪，只以此药加减治之。若初觉风动，服此不致倒仆，此乃治未病之要药也。

【按语】又洁古羌活愈风汤：即同前方加柴胡、杜仲、半夏、厚朴、防己、白茯苓、前胡、熟地黄、石膏等九味，共三三味，云治肝肾虚，筋骨弱，言语艰难，精神昏愦，风湿内弱，风热体重，或瘦而一肢偏枯，或肥而半身不遂。心劳则百病生，心静则万邪息。此药能安心养神，调阴阳，无偏胜。

地黄散

【组成】干地黄 甘草炙 麻黄去节。各一两

【用法】上咬咀。用酒三升，水七升，煎至四升，去渣，分作八服。日进二服，不拘时。

【主治】中风四肢拘挛。

《玉机》川芎散

【组成】川芎三分 羌活 防风 藁本 升麻 甘草各一钱 柴胡七分 黄芩炒 黄连各四钱 生地二钱

【用法】上为末。每服一二钱，茶清调下。

【主治】风热头痛不清及目病。

《千金》第二独活汤

【组成】独活四两 熟地黄三两 生姜五两 葛根 桂心 甘草 芍药 麻黄各二两

【用法】上咬咀。以水八升，清酒二升，合煎取二升半，分四服，日三夜一。脚弱者，特忌食瓠子、蕺菜，犯之则一世不愈。

《千金》第三兼补厚朴汤

【组成】厚朴 川芎 桂心 熟地黄 芍药 当归 人参各二两 黄芪 甘草各三两 吴茱萸二升 半夏七两 生姜一斤

【用法】上咬咀。以水二斗，煮猪蹄一具，取汁一斗二升，去上肥腻，入清酒三升，合煮取三升，分四服。相去如人行二十里久，更进服。

【主治】诸气咳嗽，逆气呕吐。

追毒汤

【组成】半夏汤泡七次 黄芪去芦 甘草炙 当归去芦 人参去芦

厚朴_{姜制}　独活_{去芦}　橘红_{各一两}　熟地黄　枳实_{麸炒}　芍药　麻黄_{去节。各二两}　桂心_{三两}

【用法】 上㕮咀。每服八钱，水一盏半，生姜七片，枣三枚，煎八分，食前温服，日三夜一。

【主治】 肝、脾、肾三经为风寒热湿毒气上攻，阴阳不和，四肢拘挛，上气喘满，小便秘涩，心热烦闷，遍身浮肿，脚弱不能行步。

五、寒阵

竹叶黄芪汤

【组成】 淡竹叶_{二钱}　人参　黄芪　生地黄　当归　川芎　麦冬　芍药　甘草　石膏　黄芩_{炒。各一钱}

【用法】 水煎服。

【主治】 胃虚火盛作渴。

【备注】 此方之用，当去川芎为善。《外科》仍有半夏。

《千金》甘露饮

【组成】 枇杷叶_{拭去毛}　生地黄　熟地黄　天门冬　麦门冬　黄芩　石斛　茵陈　枳壳_{各一钱}　炙甘草_{五分}

【用法】 上作一服，水二盏，煎七分，食后服。

【主治】 男妇小儿胃中客热，口舌生疮，咽喉肿痛，牙龈肿烂，时出脓血；及脾胃受湿，瘀热在内，或醉饱多劳，湿热相搏，致生胆病，身面皆黄，或身热面肿，大小便不调。

【备注】 《本事方》无麦冬、茵陈，有山豆根、犀角屑，治口齿证大有神效。

《正传》麦门冬汤

【组成】 天冬　麦冬　桑白皮_{各七分}　紫菀茸　贝母_{各六分}　桔

梗　甘草各五分　淡竹叶　生地各一钱　五味九粒

【用法】水一盏半，枣一枚，煎服。

【主治】病后火热乘肺，咳嗽有血，胸胁胀满，上气喘急，五心烦热而渴。

《类方》麦门冬汤

【组成】麦门冬　远志甘草煮，去心　人参　黄芩　生地黄　茯神　石膏煅。各一两　甘草炙，半两

【用法】上㕮咀。每服一两，水煎服。

【主治】肺热气衰血焦，发落好怒，唇口亦甚。

《家抄》麦门冬饮

【组成】川芎　当归　生地黄　白芍药　麦门冬　黄柏　知母各一钱　桑白皮八分　五味子十五粒

【用法】水二盏，姜一片，枣一枚，煎八分，食后服。

【主治】虚劳咳嗽，午后嗽多者是也。

《宣明》麦门冬饮子

【组成】麦门冬　生地黄　人参　五味子　甘草炙　茯神　天花粉　知母　干葛等分

【用法】上㕮咀。每服一两，竹叶十四片，水煎服。

【主治】膈消胸满心烦，气多血少，津液不足，为消渴。

东垣清胃散

【组成】生地钱半　升麻　当归　丹皮各一钱　黄连钱半，夏月倍之

【用法】水煎服。

【主治】醇酒厚味，或补胃热药太过，以致牙痛不可忍，牵引头

脑，满面发热，或齿龈溃烂，喜冷恶热，此阳明之火也，宜用此方。

加味清胃散

【组成】东垣清胃散加犀角、连翘、甘草。

《秘验》清胃饮

【组成】石膏　栀子　黄连　黄芩　当归　生地　白芍　苍术各一钱　青皮八分　细辛　藿香　荆芥穗各六分　升麻五分　丹皮　甘草各四分

【用法】水二盅，煎八分，食后缓缓含饮之，效。

【主治】一切风热湿痰，牙痛床肿，血出动摇。

七味龙胆泻肝汤

【组成】柴胡梢　泽泻　车前子　木通　龙胆草　归梢　生地各等分

【用法】上㕮咀。水二盅，煎一盅。空心稍热服。

【主治】肝火内炎，如前诸证（肝经湿热，小便赤涩，或胁胀口苦寒热，凡肝经有余之证宜服之）。

薛氏加味龙胆泻肝汤

【组成】龙胆草酒炒，一钱　车前子炒　当归尾　木通　泽泻大人倍用　甘草　黄芩　生地　山栀大人倍用

【用法】上水煎。若治小儿，子母同服。

【主治】肝经湿热，或囊痈下疳便毒，小便涩滞，或阴囊作痛，小便短少。

当归六黄汤

【组成】当归　黄芪蜜炙。各二钱　生地黄　熟地黄　黄连　黄

芩 黄柏各一钱

【用法】水二盅，煎服。

【主治】盗汗之圣药。

生地黄煎

【组成】生地 当归 黄芪炙 甘草炙 麻黄根 浮小麦 黄连 黄芩 黄柏各钱

【用法】水一盅半，煎八分，食远服。

【主治】阴火盗汗。

天花散

【组成】天花粉 生地黄 麦门冬 干葛各二钱 五味子 甘草 各一钱

【用法】上作二服，水一盅半，粳米百粒，煎八分，食远服。

【主治】消渴。

《局方》犀角地黄汤

【组成】生地四钱 芍药 丹皮 犀角镑，各钱半。如欲取汗退热，必用尖生磨挽入之方妙

【用法】上咬咀。水一盅半，煎八分，加犀角汁服。或入桃仁去皮尖七粒同煎，以治血证。

【主治】劳心动火，热入血室，吐血衄血，发狂发黄，及小儿疮痘血热等证。

《良方》犀角地黄汤

【组成】《局方》犀角地黄汤加黄连、黄芩各一钱。

《拔萃》犀角地黄汤

【组成】犀角磨汁　生地二钱　黄连　黄芩各一钱　大黄三钱

【用法】水二盅，煎一盅，入犀角汁，和匀，温服。

【主治】一切血热失血，三焦血热便秘等证。

《良方》生地黄散

【组成】生地黄二钱　黄芩炒，五钱　阿胶炒　柏叶炒。各一钱

【用法】上水煎服。

【主治】血热小便出血。

生地黄饮子

【组成】生地　熟地　枸杞　黄芪　芍药　天冬　甘草　地骨皮　黄芩各等分

【用法】上咀。每服七钱，水二盅，煎八分，食远服。

【主治】诸见血，吐血衄血，下血溺血，皆属热证。

【加减】如脉微身凉恶风者，加桂五分，吐血者多如此。

茜根散

【组成】茜根　黄芩　阿胶炒珠　侧柏叶　生地黄各二钱　甘草炙，一钱

【用法】水一盅半，姜三片，煎七分，食远服。

【主治】衄血不止，心神烦闷。

《良方》四生丸

【组成】生荷叶　生艾叶　生侧柏叶　生地黄等分

【用法】上捣烂如鸡子大丸。每服一丸，水二盏，滤去渣服。

【主治】吐血衄血。阳乘于阴，血热妄行，宜服此药。

《济生》鳖甲地黄汤

【组成】鳖甲醋炙　熟地　人参　白术　当归　麦门冬　茯苓
石斛　柴胡　秦艽各一钱　肉桂　甘草炙。各六分

【用法】水二盅，姜五片，乌梅一个，煎七分，不拘时服。

【主治】虚劳烦热，怔忡羸瘦。

《局方》黄芪鳖甲煎

【组成】黄芪蜜炙　鳖甲醋浸炙，去裙　人参　知母　桑白皮
紫菀　桔梗　甘草炙。各五分　地骨皮　秦艽　柴胡　生地　芍药各
七分　天门冬　白茯苓各八分　肉桂四分

【用法】水一盅半，煎八分，食后温服。

【主治】虚劳客热，肌肉消瘦，烦热心悸盗汗，少食多渴，咳
嗽有血。

地黄膏

【组成】鲜地黄以十斤为则，捣汁，和众药汁同煎　当归身一斤　芍
药半斤　枸杞半斤　天门冬　麦门冬各六两　川芎　丹皮各二两　莲肉
四两　知母　地骨皮各三两　人参　甘草各一两

【用法】上将众药用水二斗，煎一斗，去滓净，和生地黄汁同
熬成膏服之。

【主治】滋阴降火，养血清肝退热。

东垣加减四物汤

【组成】当归　川芎　生地　侧柏叶各八分　枳壳麸炒　荆芥穗
槐花炒　甘草各四分　地榆　条芩　防风各六分　乌梅肥者，三枚

【用法】水二盅，姜三片，煎八分，空心温服。

【主治】肠风下血。

《济生》小蓟饮子

【组成】生地四两 小蓟根 滑石 蒲黄炒 藕节 淡竹叶 山栀 炙甘草各五钱

【用法】上咬咀。每服五六钱，水一盅半，煎八分，空心温服。

【主治】下焦结热，溲血崩淋等证。

《直指》黄芩汤

【组成】黄芩 黄连 栀子 生地 麦冬 木通 泽泻 甘草各等分

【用法】上每服一两，水一盅半，煎八分，食前服。

【主治】心肺蕴热，口疮咽痛膈闷，小便淋浊不利。

黄芪散

【组成】黄芪 当归 龙骨各七钱半 生地黄五钱 黄连去须，微炒，一两 黄柏 黄芩 犀角屑 地榆各半两

【用法】上为细末。每服二钱，不拘时，粥饮调下。

【主治】热痢下赤脓，心腹烦热疼痛。

《本事》火府丹

【组成】生地黄二两，杵膏 木通 黄芩炒。各一两

【用法】上以二味为末，加蜜丸桐子大。每服五七十丸，木通汤下。

【主治】心经积热，小便淋涩，黄疸烦渴。

《局方》导赤散

【组成】生地 木通 生甘草各等分

【用法】入竹叶二十片，水煎服。

【主治】心火及小肠热证，小便赤涩而渴。

【备注】一方加人参、麦门冬。

东垣清燥汤

【组成】柴胡 酒黄柏 黄连 麦冬各三分 生地 人参各一钱 炙甘草 猪苓 白茯苓 橘红 神曲 泽泻各五分 白术 苍术各八分 黄芪钱半 升麻三分 五味子九粒

【用法】上㕮咀。每服半两，水二盏，煎一盏，稍热空心服。

【主治】六七月间湿热成痿，肺金受邪，腰以下痿软瘫痪，不能动，行走不正，两足欹侧。

东垣朱砂安神丸

【组成】生地 朱砂另飞，为衣 当归各一钱 甘草五分 黄连一钱半

【用法】汤浸蒸饼为丸，黍米大。每服十五丸至二十丸，津液咽之，或食后用温水、凉水送下亦可。

【主治】心神烦乱，发热怔忡不寐，或寐中惊悸头晕等证。

【备注】一名黄连安神丸。

大造丸

【组成】紫河车头生壮盛者，一具，以米泔洗净，少加酒，蒸极烂捣膏，以山药末收，烘干用。或洗净即以新瓦上焙干用 败龟甲自死者，酥炙，二两 黄柏盐酒炒，两半 杜仲酥炙，两半 牛膝酒洗，一两二钱 天门冬 麦门冬各一两二钱 熟地二两半，用砂仁末六钱，茯苓二两一块，同稀

绢包，入好酒煮七次，去茯苓不用 夏加五味子七钱

【用法】上除熟地黄另杵外，共为末，用酒煮米糊同熟地膏捣丸，桐子大；或蜜丸亦可。每服八九十丸，空心、临卧，盐汤、姜汤任下，冬月酒下。

【主治】阴虚血热，能使耳目聪明，须发乌黑，有夺造化之功，故名大造。亦治心风失志，虚劳水亏等证。

【加减】妇人，加当归二两，去龟甲；男子遗精白浊，妇人带下，加牡蛎一两半。

丹溪大补阴丸

【组成】黄柏盐酒炒 知母盐酒炒。各四两 熟地酒洗，蒸，捣烂 龟甲酥炙黄。各六两

【用法】上为细末，用猪脊髓蒸熟，和炼蜜同捣为丸，桐子大。每服五六十丸，空心，姜盐酒送下。

【主治】降阴火，补肾水。

《秘传》大补天丸

【组成】紫河车初胎者一具，米泔洗净，入小砂罐内，加水一碗煮沸，候冷取起，放竹篮中，四围用纸糊密，烘干为末，入群药和匀 黄柏蜜炒 知母乳炒 龟甲酥炙。各三两 怀熟地五两，捣 牛膝酒洗 肉苁蓉酒洗 麦门冬 山药炒 虎胫骨酥炙 黄芪蜜炙 茯神各两半 杜仲制 何首乌制 人参 白芍药冬月一两 枸杞各二两 生地酒洗，砂锅煮烂，捣 天门冬 当归酒洗 北五味各一两

【用法】上为细末，用猪脊髓三条蒸熟，同炼蜜和捣为丸，桐子大。每服八十丸，空心淡盐汤下，冬月酒下。

【主治】男妇虚损劳伤，形体羸乏，腰背疼痛，遗精带浊。

【加减】冬加干姜半两（炒黑）。

大补地黄丸

【组成】黄柏盐酒炒　熟地酒蒸。各四两　当归酒洗　山药炒　枸杞各三两　知母盐、酒炒　山茱萸　白芍药各二两　生地二两半　肉苁蓉酒浸　玄参各两半

【用法】上为末，炼蜜丸，桐子大。每服七八十丸，空心淡盐汤送下。

【主治】精血枯涸燥热。

丹溪补阴丸

【组成】黄柏制　知母制　熟地酒洗。各三两　龟甲酥炙，四两　白芍酒炒　当归　牛膝各二两　虎胫骨酥炙　锁阳酥炙　陈皮各两半

【用法】上为细末，酒煮羯羊肉为丸，桐子大。冬加干姜半两。每服五六十丸，姜盐汤，或酒下。

【主治】降阴火，滋肾水。

【备注】一名虎潜丸。

节斋补阴丸

【组成】黄柏　知母俱酒炒　龟甲各三两　熟地五两　锁阳　枸杞　天冬　白芍各二两　五味一两　干姜五钱

【用法】炼蜜入猪脊髓三条捣丸，桐子大。每服八九十丸，空心淡盐汤送下，冬月用酒。

加味虎潜丸

【组成】熟地黄八两　人参　黄芪炙　当归　杜仲酥炙　牛膝酒蒸　锁阳酒洗　龟甲酥炙　菟丝子制　茯苓　补骨脂炒　黄柏蜜水炒　知母酒炒　虎骨酥炙。各一两　山药炒　枸杞各二两

【用法】上炼蜜加猪脊髓，酒蒸熟，同捣丸，桐子大。每服百

余丸，空心淡盐汤，或酒任下。

【主治】诸虚不足，腰腿疼痛，行步无力。壮元气，滋肾水。

加味坎离丸

【组成】川黄柏八两，分四分，用清酒、盐水、人乳、蜜水各浸二两，晒干，炒褐色　熟地八两，用茯苓四两打碎，砂仁二两，三味同入绢袋中，好酒三瓶煮干，去茯苓、砂仁，止用地黄　知母八两，盐酒浸炒　白芍酒浸一日，晒干　当归　川芎各四两

【用法】上为末，同铺筐中，日晒夜露，三日为度，炼蜜丸，桐子大。每服八九十丸，空心盐汤，冬月温酒任下。

【主治】生精养血，升水降火。

三才封髓丹

【组成】天门冬　熟地黄　人参各一两　黄柏炒褐色，三两　砂仁炒，半两　甘草炙，七钱

【用法】上为末，面糊丸，桐子大。每服五七十丸，以肉苁蓉五钱（切片，酒浸一宿），次日煎三四沸，空心送下。

【主治】降心火，益肾水。

六、 热阵

《活人》附子八味汤

【组成】附子炮，去皮脐　人参　干姜炮　芍药　茯苓　甘草炙　桂心各二两　白术四两

【用法】上每服五七钱，水一盅半，煎七分，食前温服。

【主治】气虚中寒、脚气等症。

【备注】又方去桂心，加干熟地黄三两。

仲景炙甘草汤

【组成】炙甘草四两 生姜 桂枝去皮。各三两 人参 阿胶各二两 生地黄一斤 麦冬去心，半斤 麻子仁半斤 大枣十二枚，擘

【用法】上九味，以清酒七升，水八升，先煮八味，取三升，去渣，内胶烊尽，温服一升，日三服。

【主治】伤寒脉结代，心动悸。

【备注】一名复脉汤。

芎附散

【组成】小川芎 附子炮，去皮 黄芪 防风 白术 当归酒洗 熟地 桂心 甘草 柴胡等分

【用法】水二盅，姜三片，枣二枚，煎八分，空心服。

【主治】五种痛痹，自腿臂间发作不定者。

益志汤

【组成】鹿茸酥炙 巴戟肉 枸杞子 熟地黄 苁蓉酒浸 牛膝酒浸 附子炮，去皮脐 桂心不见火 山茱萸 白芍药 炙甘草 防风各等分

【用法】上每服三钱，水一盏，姜五分，盐少许同煎，空心服。

【主治】肾经亏损，遗精白浊，四肢烦倦，时发蒸热等证。

小安肾丸

【组成】川楝子一斤，用香附子、川乌各一斤，加盐四两，水四升同煮，候干，去香附、川乌不用，取川楝切、焙 小茴十一两 熟地八两 川椒四两，去闭口者，微炒出汗

【用法】上为末，酒糊丸，桐子大。每服二三十丸，空心临卧，盐汤或酒任下。

【主治】肾气虚乏，下元冷惫，夜多溺溺，体瘦神倦，腰膝沉重，泄泻肠鸣，眼目昏暗，牙齿蛀痛。

椒红丸

【组成】川椒去目并合口者，炒出汗，捣取红一斤　生地黄捣自然汁，熬取浓汁，一升

【用法】上将生地汁熬至稀稠得所，和椒末捣丸，梧子大。每空心温酒下三四十丸。

【主治】元脏伤惫，目暗耳聋。服此百日，觉身轻少睡足有力，是其效也；服及三年，心智爽悟，目明倍常，面色红悦，须发光黑。

七、 固阵

《三因》家韭子丸

【组成】家韭子炒，六两　鹿茸酥炙，四两　肉苁蓉酒浸　牛膝酒浸　熟地　当归各二两　菟丝子酒煮　巴戟肉各一两半　杜仲炒　石斛桂心　干姜炮。各一两

【用法】酒糊丸，桐子大。每服五七十丸，加至百余丸，食前温酒、盐汤任下。凡小儿遗尿者，多因胞寒，亦禀受阳气不足也，作小丸服之。

【主治】少长遗溺，及男子虚剧，阳气衰败，小便白浊，夜梦遗精。此药补养元气，进美饮食。

【按语】此方当除去石斛，倍用菟丝，庶乎尤效。

《局方》大菟丝子丸

【组成】菟丝子酒制　鹿茸酥炙　肉桂　石龙肉去土　附子炮泽泻各一两　熟地　牛膝酒浸一宿，焙干　山茱萸　杜仲炒　茯苓　肉苁蓉酒浸，切，焙　续断　石斛　防风　补骨脂酒炒　荜茇　巴戟肉茴香炒　沉香各三两　川芎　五味　桑螵蛸　覆盆子各五钱

【用法】上为末，酒煮面糊丸，桐子大。每服三五十丸，空心盐汤、温酒任下。

【主治】肾气虚损，五劳七伤，脚膝酸痛，面色黧黑，目眩耳鸣，心忡气短，时有盗汗，小便滑数。

丹溪九龙丸

【组成】金樱子　枸杞　山茱萸　莲蕊　莲肉　当归　熟地芡实　白茯苓各等分

【用法】上为末，酒糊丸，桐子大。每服五六十丸，或酒或盐汤下。

【主治】肾虚精滑。

生地黄汤

【组成】生地黄五钱　地榆七钱半　炙甘草二钱半

【用法】上㕮咀。用水二盏，煎一盏，分空心日、晚二服。

【主治】热痢便血，崩淋不止。

四味肉苁蓉丸

【组成】熟地六两　五味子四两　肉苁蓉酒洗去甲，八两　菟丝子制，二两

【用法】酒煮山药糊丸，桐子大。每服七八十丸，空心盐汤下。

【主治】禀赋虚弱，小便遗数不禁。

八、因阵

眼目方

《原机》当归补血汤

【组成】当归　熟地黄各二钱　白芍药　牛膝　白术　生地黄天门冬各一钱　川芎　防风　炙甘草各五分

【用法】水二盅，煎八分，稍热服。如恶心不进食者，加生姜煎。

【主治】男妇亡血过多，以致睛珠疼痛，不能视物，羞明酸涩，眼光无力，眉骨、太阳酸痛。

益阴肾气丸

【组成】熟地二两，酒洗　生地　归尾酒洗　丹皮　五味　山药　山茱萸　柴胡　茯苓　泽泻各二钱半

【用法】炼蜜丸，桐子大，水飞朱砂为衣。每服五七十丸，空心淡盐汤下。

【主治】足三阴亏损，虚火上炎，致目睛散大，视物不明，或昏花紧涩，作痛羞明，或卒见非常等证，其功与六味还少丹同类。

济阴地黄丸

【组成】熟地倍用　山药　山茱萸　当归　枸杞　巴戟肉　麦冬肉苁蓉　五味子　甘菊花各等分

【用法】炼蜜丸，桐子大。每服七八十丸，空心白汤下。

【主治】治证同益阴肾气丸。

《局方》明目地黄丸

【组成】熟地黄　生地黄各一斤　牛膝三两　石斛　枳壳　杏仁去皮尖，炒　防风各四两

【用法】炼蜜丸，桐子大。每服七八十丸，食前盐汤下。

【主治】男妇肝肾俱虚，风邪所乘，热气上攻，翳障，目涩多泪。

《简易》加减驻景丸

【组成】熟地　当归各五两　菟丝子酒煮，八两　枸杞　车前子炒

五味子各二两　楮实子　川椒炒。各一两

【用法】上为末，炼蜜丸，桐子大。每服七八十丸，食前温酒下。

【主治】肝肾气虚，两目昏暗，视物不明。

东垣滋阴地黄丸

【组成】熟地一两　归身酒制　黄芩各半两　天冬焙　甘草炙　枳壳　柴胡　五味子各三钱　人参　地骨各二钱　黄连三钱　生地酒洗，一两半

【用法】炼蜜丸，桐子大。每服百丸，食前茶汤下，日三服。

【主治】足三阴亏损，虚火上炎，致目睛散大，视物不明，或昏花紧涩，作痛羞明，兼眵多燥热赤烂者。

【备注】一名干熟地黄丸。

《正传》祖传固本还睛丸

【组成】天门冬酒浸一宿，另研如泥　麦门冬　生地黄酒浸焙　熟地黄酒洗。各三两　人参　白茯苓　干山药　枸杞各两半　川牛膝酒洗　石斛酒洗　草决明微炒　杏仁去皮另研　枳壳面炒黄　菟丝子酒浸煮　甘菊花用小金钱菊花。各一两　羚羊角细锉，取净末　乌犀角锉用　青葙子微炒　防风去芦。各八钱　五味子焙干　炙甘草　黄连去须　白蒺藜取仁　川芎各七钱

【用法】上为末，蜜丸，梧子大。每服五七十丸，盐汤下。

【主治】远年一切目疾，内外翳膜遮睛，风弦烂眼，及老弱人目眵多糊，迎风冷泪，视物昏花等症，悉皆治之。

地芝丸

【组成】生地黄四两　天冬　枳壳面炒　甘菊花各一两

【用法】炼蜜丸，桐子大。每服百丸，茶清或温酒下。

【主治】目不能远视，但可近视，或并不能，乃阴气不足也，宜用此方。

东垣明目细辛汤

【组成】细辛　麻黄　羌活　蔓荆子　防风　藁本　川芎　荆芥穗　白茯苓各四分　生地黄　归尾各八分　花椒七粒

【用法】水二盏，煎八分，食后、临卧稍热服。

【主治】两目发赤微痛，羞明畏日，怯风，恶灯火，多眵隐涩，鼻塞流涕，津唾稠黏，大便微硬。

石斛夜光丸

【组成】石斛酒洗，五钱　人参　生地　熟地酒洗　麦门冬　天门冬　白茯苓　防风　草决明　黄连酒炒。各一两　羚羊角镑　犀角镑　川芎　炙甘草　枳壳面炒　青葙子微炒　五味子炒　肉苁蓉酒洗去鳞，炙。各五钱　牛膝酒洗　白蒺藜炒，去刺　菟丝子制　家菊花　山药　杏仁　枸杞各七钱

【用法】上为末，炼蜜丸，梧子大。每服三五十丸，温酒、盐汤任下。

【主治】神水散大，昏如雾露，眼前黑花，睹物成二，久而光不收敛，及内障瞳仁淡白绿色。

东垣泻热黄连汤

【组成】黄连酒炒　黄芩酒炒　龙胆草　生地　柴胡各一钱　升麻五分

【用法】水煎。于午前，或饭后热服。

【主治】眼暴发赤痛。

【备注】亦名黄连饮子。

东垣黄芩黄连汤

【组成】黄芩 黄连 草龙胆俱各酒洗，炒 生地酒洗

【用法】上等分，㕮咀。每用五钱，水二盏，煎一盏，去渣，热服。

【主治】两眼血热赤痛。

五味泻白散

【组成】当归 生地 芍药 栀子 黄芩各等分

【用法】每服三五钱，为散，为汤任服。

【主治】风热翳膜血筋，一切肺热外障。

明目羊肝丸

【组成】黄连三两 家菊花 龙胆草 石决明煅 人参 当归 熟地 枸杞 麦冬 牛膝 青盐 黄柏 柴胡 防风 羌活各八钱 肉桂四钱 羖羊肝一具，烙干为末

【用法】上为末，炼蜜丸，桐子大。每服三四十丸，温汤下。

【主治】肝虚风热，冷泪赤涩，内外障眼。

耳目方

补肾丸

【组成】巴戟去心 干姜炮 白芍药 山茱萸 人参 黄芪 当归 熟地黄 远志制 肉苁蓉酒浸 菟丝子制 蛇床子 牡丹皮 附子炮 石斛 细辛 泽泻 桂心 甘草各二两 石菖蒲一两 茯苓半两 防风一两半 羊肾二枚

【用法】上为末，将羊肾用酒煮，研烂，仍加酒煮面糊丸，桐子大。每服五七十丸，空心盐酒送下。

【主治】肾虚耳聋。

齿牙方

东垣神功丸

【组成】黄连酒洗　砂仁各五钱　生地　甘草各三钱　当归　木香　藿香叶　升麻　兰叶各一钱。无亦可

【用法】上为末，以汤浸蒸饼和丸，绿豆大。每服百丸或二百丸，白汤食远服。

【主治】多食肉人口臭不可近，牙齿疳蚀，牙龈肉脱血出，并治血崩血痢，肠风下血，及逆气上行等证。

咽喉方

人参平补汤

【组成】人参　川芎　当归　熟地黄　白芍药　白茯苓　菟丝子制　杜仲制　北五味子　白术　巴戟去心　半夏曲　橘红各半两　牛膝酒洗　补骨脂炒　益智仁　胡芦巴炒　炙甘草各二钱半　石菖蒲一钱半

【用法】上咀。每服五钱，姜五片，枣二枚，煎七分，吞山药丸百余粒。凡五鼓后肾气开时，不得咳唾言语，再进上药，则功效胜常。

【主治】肾虚声哑不出。

杂方

神仙六子丸

【组成】菟丝子制　金铃子　覆盆子　五味子　枸杞子　蛇床子炒。各一两　何首乌酒浸，蒸极熟，焙　牛膝酒浸蒸　熟地酒蒸，捣　地骨皮各三两　舶上茴香盐炒　川木瓜各二两

【用法】上十二味，为细末，用浸菟丝酒作糊为丸，梧子大。每服五七十丸，食前温酒或白汤送下。

【主治】男子三十岁后服此药，一岁二单，制服不息，永不白须发。四十以上，或见微白，及少年发黄不润者，服此百日，自然

漆黑，其效如神。

【备注】一方加人参、白术、白茯苓各一两，尤有神效。服此大忌三白。

凉血清肠散

【组成】生地黄　当归　芍药_{各钱半}　黄芩　黄连　防风　荆芥　升麻_{各一钱}　香附　川芎　甘草_{各五分}

【用法】水一盅半，煎服。

【主治】大肠血热脱肛。

第三节　妇人规古方

安胎饮

【组成】人参　白术　当归　熟地　川芎　白芍药　陈皮　甘草_炙　紫苏　炙黄芩_{各一钱}

【用法】上用姜水煎服。

【主治】妊娠五七个月，用数服可保全产。

【备注】一方有砂仁。

安胎散

【组成】熟地　艾叶　白芍_炒　川芎　黄芪_炒　阿胶_炒　当归　甘草_炙　地榆_{各一钱}

【用法】上加姜、枣，水煎服。

【主治】妊娠卒然腰痛下血。

泰山盘石散

【组成】人参　黄芪　当归　川续断　黄芩各一钱　川芎　白芍药　熟地各八分　白术二钱　炙甘草　砂仁各五分　糯米一撮

【用法】水一盅半，煎七分，食远服。但觉有孕，三五日常用一服，四月之后方无虑也。

【主治】妇人血气两虚，或肥而不实，或瘦而血热，或脾肝素虚，倦怠少食，屡有堕胎之患。此方平和，兼养脾胃气血。

【加减】有热者，倍黄芩，少用砂仁；觉胃弱者，多用砂仁，少加黄芩。

地黄当归汤

【组成】熟地二两　当归一两

【用法】上每服五钱，水煎服。为丸法：以当归炒为末，熟地蒸捣膏和丸，桐子大，每服百余丸，温酒或滚汤下。

【主治】妊娠冲任脉虚，补血安胎。

【备注】一名内补丸。

《良方》阿胶散

【组成】阿胶　艾叶　当归　熟地　川芎　白芍　黄芪　炙甘草等分

【用法】上每服四钱，姜、枣，水煎。

【主治】或顿仆，或因毒药胎动不安，或胁痛腹痛，上抢短气。

二黄散

【组成】生地　熟地

【用法】上为末。每服三钱，煎白术枳壳汤下。

【主治】胎漏下血，或内热晡热，或头痛头晕，或烦躁作渴，或胁肋胀痛等证。

《良方》续断汤

【组成】当归　生地黄各一两　续断　赤芍药各半两

【用法】上为末。每服二钱，空心用葱白煎汤调下。

【主治】妊娠下血尿血。

钱氏生化汤

【组成】当归五钱　川芎二钱　甘草炙，五分　焦姜三分　桃仁十粒，去皮尖，双仁　熟地三钱

【用法】上咬咀，水二盏，枣二枚，煎八分，温服。一方无熟地。凡胎衣不下，或血冷气闭，血枯气弱等证，连服生化汤二三剂即下。或用此送益母丸，一丸即下。

【主治】此《钱氏世传》治妇人者。

【加减】凡血晕虚晕，加荆芥穗六七分。凡产妇气虚气脱，倦怠无力，加人参、黄芪。凡阳虚厥逆，加附子、肉桂。脉虚烦渴，加麦冬、五味。气壅有痰，加陈皮、竹沥。血虚血燥，便结，加麻仁、杏仁、苁蓉；多汗不眠，加茯神、枣仁、黄芪；上体多汗，加麻黄根；下体多汗，加汉防己。烦热，加丹皮、地骨皮。口噤如风，反张瘛疭者，加荆芥、防风各三四分。恶露未尽，身发寒热，头痛胁胀，其小腹必然胀痛，加红花、丹皮、肉桂各三四分，延胡索一钱。内伤饮食，加山楂、陈皮、砂仁，或神曲、麦芽。外伤寒湿，或加苍术、白术。血积食积，胃有燥粪，脐腹胀痛，加大黄二钱。产后下血不止，或如屋漏水沉黑不红，或断或来，或如水，或有块，淋沥不休，此气血大虚之候，不可误用寒凉。其脉浮，脱者，可加附子辈诸阳分药，否则无救矣。佛手散单用当归三钱，川芎二钱，此即其变方也。

【按语】会稽《钱氏世传》曰：尝论产证，本属血虚，阴亡阳孤，气亦俱病。如大补则气血陡生，倘失调则诸邪易袭。四物避芍药之寒，四物得姜、桃之妙，气毋耗散，法兼补虚，食必扶脾，勿专消导。热不可用芩、连，恐致宿秽凝滞；寒不宜用桂、附，反招新血流崩。三阳见表证之多，似可汗也，用麻黄则重竭其阳；三阴见里证之剧，似可下也，用承气则大涸其血。耳聋胁病，乃肾虚恶露之停，休用柴胡；谵语汗多，乃元弱似邪之证，毋同胃实。厥由阳气之衰，难分寒热，非大补不能回阳；痉因阴血之亏，岂论刚柔，非滋营胡以润络？潮热似疟，以疟治则迁延；神乱如邪，以邪论则立困。总属大虚，须从峻补。去血多而大便燥，苁蓉加于生化，非润肠和气之能通；患汗出而小便难，六君倍用参、芪，必生津助液之可利。加参生化频服，救产后之危；活命长生调摄，须产前加意。

当归川芎汤

【组成】当归　熟地黄　白芍药炒　延胡索炒　川芎　桃仁　红花　香附　青皮炒　泽兰　牡丹皮

【用法】上水煎，入童便、酒各小半。

【主治】小产后瘀血，心腹疼痛，或发热恶寒。

【按语】若以手按腹愈痛，此是瘀血为患，宜用此药，或失笑散消之。若按之反不痛，此是血虚，宜用四物、参、苓、白术。若痛而作呕，此是胃虚，宜用六君子。若或作泻，此是脾虚，宜用六君子送二神丸。

《局方》黑神散

【组成】黑豆二两，炒　当归去芦，酒洗　熟地　蒲黄　白芍　甘草炙　干姜炮　肉桂各一两

【用法】上为末。每服二钱，童便、酒各半调服。《良方》黑神散有炮附子半两，无蒲黄。

【主治】产后恶露不尽，胎衣不下，血气攻心，腹痛不止，及治脾肾阴虚，血不守舍，吐衄等证。

【备注】一名乌金散，《灵苑方》名肉桂散。

回生丹

【组成】大黄膏法：用苏木三两，河水五碗，煎至三碗，去渣听用 红花三两，炒黄色，用好酒一大壶，煮十余滚，去渣听用 黑豆三升，煮熟存汁三碗，去豆去皮，晒干为末，俱听用 大黄一斤，为末，用好醋入碗熬成膏，次下红花酒、苏木汤、黑豆汁搅匀，又熬成膏，盆内收盛候用。将锅焦焙干为末，同豆皮末俱入之

人参 白术 青皮 木瓜各三钱 当归 川芎 延胡索 苍术 香附童便炒 蒲黄 赤茯苓 桃仁泥 熟地各一两 牛膝 三棱 山茱萸 五灵脂 地榆 甘草 羌活 陈皮 白芍各五钱 良姜四钱 乌药二两半 木香 乳香 没药各一钱

【用法】上为末，用前大黄膏为丸，弹子大，金箔为衣。不拘时，随证择用汤引送下一丸。

【主治】妇人产后诸疾，污秽未净，及一切实邪疼痛，死胎瘀血冲逆等证。

《良方》黄雌鸡汤

【组成】当归 白术炒 熟地黄 黄芪炒 桂心各半两 小黄雌鸡一只，去头足肠翅，细切

【用法】上先用水七碗，煮鸡至三碗，每用汁一碗，药四钱煎。日三服。

【主治】产后虚羸腹痛。

白茯苓散

【组成】白茯苓一两 人参 当归 黄芪 川芎 白芍药炒 熟

地　桂心各半两　猪腰一对

【用法】上以水三盏，入猪腰并姜、枣各三事，煎二盏，去渣，入前药半两，煎一盏服。

【主治】产后褥劳，头目肢体疼痛，寒热如疟。

《良方》七珍散

【组成】人参　石菖蒲　生地　川芎各一两　细辛七钱　防风　朱砂另研。各半两

【用法】上为末。每服一钱，薄荷汤调服。

【主治】产后不语。

猪蹄汤

【组成】用八物汤加黄芪、漏芦、陈皮、木通，先以猪蹄煮汁二碗，煎药服之。或加天花粉。

又方：用猪蹄一副，通草二两，川芎一两，甘草一钱，穿山甲十四片（炒）。将猪蹄洗切，入水六碗，同药煎煮约至三碗，加葱、姜、盐料，取汁饮之。忌冷物。要吃羹汤助其气血，乳汁自下。夏月不可失盖，时用葱汤洗乳为佳。

【主治】气血不足，乳汁不下

滑氏补肝散

【组成】熟地　白术炒。各一两　枣仁炒　独活各四两　当归　川芎　黄芪炒　山药　五味子炒，杵　山茱萸肉　木瓜各半两

【用法】上㕮咀。每服五钱，枣、水煎服。

【主治】肝肾二经气血亏损，胁胀作痛，或胁胀头晕，寒热发热，或遍身作痛，经候不调。

《集验》加味八珍汤

【组成】人参 白术 茯苓 当归 生地各一钱 炙甘草 川芎 芍药 软柴胡 黄芪各五分 香附制 丹皮各八分

【用法】水盅半，大枣一枚，煎七分。食前服。

【主治】妇人思虑过伤，饮食日减，气血两虚，月经不调，夜梦交感，或出盗汗，寝成劳损。

《集验》调卫养荣汤

【组成】当归 生地 麦冬 沙参 陈皮 白术各一钱 牡丹皮 地骨皮各八分 柴胡梢 桔梗各五分 谷芽一钱 甘草四分

【用法】上加莲子、姜、枣，水煎服。

【主治】妇人室女一切月经不调，或先或后，或绝闭不通，憎寒壮热，口苦无味，咳嗽躁烦头眩，渐成劳证者。

【加减】痰中见血，加侧柏叶；烦躁口干，加炒山栀，倍麦门冬；胁下胀疼，加青皮、川芎；胸膈满闷，加黄连（姜炒）、枳实，去麦冬、地骨皮；夜出盗汗，加黄连、黄芪，去柴胡、桔梗；大便秘结，加桃仁，倍当归；咳嗽不已，加瓜蒌仁、阿胶；小水不利，加木通、茯苓。

《良方》交加散

【组成】生地一斤，取汁 生姜十二两，取汁

【用法】上以地黄汁炒姜渣，姜汁炒地黄渣，干为末。每服三钱，温酒调服。加芍药、延胡索、当归、蒲黄、桂心各一两，没药、红花各五钱，尤效。

【主治】经脉不调，腹中撮痛，或结聚癥瘕，产后中风。

柏子仁丸

【组成】柏子仁炒研 牛膝酒拌 卷柏各半两 泽兰叶 续断各二

两 熟地黄三两，酒拌蒸烂，杵膏

【用法】上为末，入地黄膏加炼蜜丸，桐子大。每服百余丸，空心米饮下。

【主治】血虚有火，月经耗损，渐至不通，日渐羸瘦而生潮热，慎勿以毒药通之，宜柏子仁丸，或前泽兰汤主之。

《奇效》四物汤

【组成】当归酒拌 熟地 白芍 川芎 阿胶炒 艾叶炒 黄芩各半两

【用法】上每服四钱，水煎。

【主治】肝经虚热，血沸腾而崩，久不止。

《良方》加减四物汤

【组成】当归 川芎 芍药 熟地 蓬术 三棱 肉桂 干漆炒烟尽。等分

【用法】上㕮咀。每服五七钱，水盏半，煎七分。食远服。

【主治】妇人血积。

四物二连汤

【组成】当归 川芎 芍药 熟地 胡黄连 宣黄连各一钱

【用法】上作一剂，水煎服。

【主治】妇人血虚发热，或口舌生疮，或昼安夜热。

人参当归汤

【组成】人参 当归 生地 桂心 麦冬 白芍药各等分

【用法】上用粳米一合，竹叶十片，水二盏，煎一盏，去米入药五钱，枣二枚，煎服。或总煎之亦可。

【主治】去血过多，内热短气，头痛闷乱，骨节作痛，或虚烦

咽燥。

【加减】虚甚者用熟地黄。

柏叶散

【组成】柏叶_炒 当归 生地 续断 川芎 龟甲_炙 禹余粮_各一两半 阿胶_{炒,五钱} 鳖甲_{炙,两半} 赤石脂_煅 牡蛎_煅 地榆 艾叶_炒 鹿茸_{炙。各五钱}

【用法】上为末。每服二钱,粥饮调下。

【主治】元气虚弱,崩中漏血,年久不愈,亦治白带。

劫劳汤

【组成】白芍药_{炒,一钱} 人参 黄芪_炒 当归 熟地 甘草_炒 白茯苓 五味子_{杵,炒} 阿胶_炒 半夏_{制。各五分。此上乃其原方,似有不足用者,仍宜加倍}

【用法】上姜、枣,水煎。日三服。

【主治】劳嗽发热,盗汗体瘦,唾中有血,或成肺痿。

【按语】此救本也,非劫劳也,能用此者,庶可望生,此外恐非佳剂矣。

克应丸

【组成】熟地 赤芍_{各二两} 当归_{二两} 赤石脂_{煅,醋淬} 龙骨 牡蛎_{煅,酒淬} 茯苓 丹皮 艾叶_制 川芎_{各一两}

【用法】上为末,醋糊丸,桐子大。每服五十丸,空心白汤送下。

【主治】妇人赤白带下。

四制香附丸

【组成】香附米_{一斤,分四制,酒、醋、童便、米泔各浸一宿,晒干用}

当归酒洗　熟地酒洗　白芍药　川芎各四两　泽兰叶　白术　陈皮各三两　黄柏酒炒　甘草酒炒。各一两

【用法】上为末，酒糊丸，桐子大。每服七十丸，空心白汤送下。

【主治】调经养血，顺气受孕。

琥珀丸

【组成】琥珀　朱砂各另研　沉香　阿胶炒珠　附子制　川芎　肉桂　五味子　石斛各五钱　牛膝酒浸　当归　肉苁蓉酒洗，晒　人参　熟地　续断　木香　没药各一两

【用法】上炼蜜为丸，弹子大。每服一丸，空心，食前、午后温酒化开服。凡服法，或姜汤，或米汤，或酒，或灯草汤，或随证用引，皆可下。若伤寒中风，角弓反张，用麻黄汤随证改汤引送下。孕妇临月，宜一日一服，至产顺利，不觉疼痛。

【主治】妇人或老或少，或产前产后百病，及疗三十六种诸病，七疝八瘕，心腹刺痛，卒中瘫痪，半身不遂，八风十二痹，手足酸疼，乳中结核结毒，怀胎惊动，伤犯不安，死胎不下。

【按语】凡妇人服至五服、十服之后，日倍饮食，其功言不尽述，服者当自觉也。

【备注】一方有牛黄、珍珠、乳香、延胡索各一两，共二十一味。

延年益嗣丹

【组成】人参　天门冬酒浸，去心　麦门冬同上，各三两　熟地黄酒蒸，捣　生地黄各二两　白茯苓酒浸，晒干　地骨皮酒浸，各五两　何首乌鲜者，半斤

【用法】将何首乌去皮切片，如干者用米泔水浸软拈切，外用砂锅入黑羊肉一斤，黑豆三合，量着水，上用甑箅，箅上放首乌煮而蒸之，以肉烂为度。锅盖须密，勿令泄气。取起晒干为末，炼蜜

丸，梧子大。每服七八十丸，空心温酒送下。

【主治】滋补元气，益精黑发。

续嗣降生丹

【组成】当归酒洗 杜仲酒炒 茯神 益智仁 龙骨煅 桂心 吴茱萸制 干姜半生半熟 川椒去目 台乌药各一两 白芍药酒炒 川牛膝酒浸 半夏制 防风 秦艽 石菖蒲去毛 北细辛 桔梗各五钱 附子一枚，重一两者，脐下作一窍，入朱砂一钱，面裹煨熟，取出朱砂，留为衣 牡蛎大片者，以童便浸四十九日，每五日一换，取出，用硫黄一两为末，酒和涂遍，用皮纸糊实，米醋浸湿，外以盐泥厚固之，候干，用炭五斤煅过为末。每料止用二两，余可收贮再用

【用法】上为末，以酒煮糯米糊为丸，梧子大，以前朱砂为衣。每服三五十丸，渐至七八十丸，空心滚白汤或盐汤、温酒下。

【主治】妇人五脏虚损，子宫冷惫，不能成孕。男子精寒不固，阳事衰弱，白浊梦泄。妇人带下寒热，诸虚百损，盗汗短气，无不感应。

八珍益母丸

【组成】人参 白术土炒 茯苓 川芎各一两 当归酒洗 熟地酒洗。各二两 炙甘草五钱 芍药醋炒，一两 益母草四两，五六月采取，止用上半截带叶者，不见铁器，晒，杵为末

【用法】上为末，炼蜜丸，弹子大。空心蜜汤或酒下一丸。或为小丸亦可。

【主治】血气两虚，脾胃并弱，饮食少思，四肢无力，月经不调，或腰酸腹胀，或断或续，赤白带下，身作寒热，罔不获效。

【加减】脾胃虚寒多滞者，加砂仁一两，姜汁炒；腹中胀闷者，加山楂肉一两，饭上蒸熟；多郁者，加香附一两，酒制。

【按语】服一月之后即可受胎。虚甚者，用药一斤，必能受子。

乌鸡丸

【组成】乌骨白毛公鸡一只，重二斤半许者，闭杀之，去毛杂，外用艾叶四两，青蒿四两，切碎，纳一半在鸡肚内。以小酒坛一个，入鸡并所剩蒿艾，用童便和水灌，令没鸡二寸许，煮绝干，取出去骨。余俱同捣如薄饼，焙干为细末听用 南香附去毛净，一斤，分四分，用米泔、童便、酒、醋各浸一分，春秋一二日、夏一日、冬四日，取出晒干，略炒 人参 熟地 当归酒浸洗 生地 川芎 白芍各三两 黄芪 白术 川牛膝 柴胡 知母 丹皮各二两 鳖甲醋浸炙黄，三两 白茯苓二两半 秦艽一两半黄连炒 地骨皮 贝母 延胡索 干姜炮焦。各一两

【用法】上俱为末，用酒、醋各半煮糊为丸，桐子大。每服五六十丸，渐加至百丸，温酒、米饮任下。忌煎炒、辛辣等物及苋菜。

【主治】妇人羸弱，血虚有热，经水不调，崩漏带下，骨蒸不能成胎等疾。

又乌鸡丸

【组成】熟地 当归 白术 山药 山茱萸 枣肉 柿饼 莲肉各四两 黄芪蜜炙，三两 鹿角胶 狗脊 杜仲 枸杞 莲须 香附 阿胶 川芎各二两 乌药一两半

【用法】上药制净，用乌骨鸡一只，闷杀之，干去毛、去杂，连骨捶碎，用酒、醋各半同药煮熟，去骨烘干，共为末，即将余汁少入面打糊为丸。任意用引送下。

唐氏乌鸡丸

【组成】人参 怀生 怀熟 青蒿子去梗 香附四制 鳖甲各三两 白术 枣仁肉 枸杞 麦冬 云苓 地骨皮去骨 丹皮去骨 白芍各二两 归身二两半 川芎 甘草各一两

【用法】上先将诸药备完听用，乃取丝毛乌骨白公鸡一只，约重一斤许者，扑倒，去毛秽、头足、肠杂不用，将鸡切作四块。先

以鳖甲铺铜锅底，次入杂药以免焦腐，渐渐加童便约至斗许，煮至极烂捞起，晒干为末。将鳖甲去裙，并鸡骨俱以原汁醮炙至干，为末，同前药炼蜜为丸，桐子大。每空心用清汤送下百余丸。

《秘方》乌鸡煎丸

【组成】人参　官桂　地骨皮各二两　茯苓三两　黄芪蜜炙　当归各六两　生地　熟地　香附各四两

【用法】上将乌骨白鸡一只，男用雌，女用雄，笼住。将黄芪末和炒面丸如芡实，喂鸡二七日，将鸡缚死，干捋去毛并肠杂，令净，捶碎其骨，入前药于腹内缝密，用酒、醋各一瓶煮一宿，取去骨，焙干为末，用前汁打面糊丸，桐子大。每服五六十丸，空心盐汤下。

【主治】妇人百病，血气虚劳，赤白带下。

第四节　小儿则古方

宁神汤

【组成】人参　当归身　生地　麦冬各一钱　山栀仁　黄连炒炙甘草各二钱　石菖蒲三分　辰砂入二分

【用法】上加灯心半钱，水一盏，煎七分，调辰砂搅匀。食后温服。

【主治】心虚火盛，热躁惊搐等证。

当归养心汤

【组成】归身　麦冬　生地酒洗　人参　炙甘草　升麻少用

【用法】水一盅半，加灯草一团，煎七分。食远服。

【主治】心虚惊悸。

茯神汤

【组成】人参　黄芪炒　枣仁炒　熟地　白芍炒　柏子仁炒　五味子炒　茯神各一两　桂心　甘草炒。各五钱

【用法】上每服二三钱，水煎。

【主治】胆气虚寒，头痛目眩，心神恐惧，或是惊痫。

钱氏酸枣仁汤

【组成】枣仁　炙甘草　人参　生地　麦冬　当归身　栀子仁等分

【用法】上加灯心，水一盏，煎六分。温服。

【主治】心肺虚热，烦躁惊啼，痘疹血热血燥等证。

地黄清肺饮

【组成】桑白皮半两，炒　紫苏　前胡　赤茯苓　防风　黄芩　当归　天门冬　连翘　桔梗　生地　甘草炙。各二钱

【用法】每服五七钱，水煎服，次用化丸。

【主治】肺热疳蚀穿孔，或生息肉，或鼻外生疮。

安神镇惊丸

【组成】天竺黄另研　人参　南星姜制　茯神各五钱　当归　枣仁炒　麦冬　生地　芍药。各三钱　黄连姜汁炒　薄荷　木通　山栀炒　朱砂另研　牛黄另研　龙骨煅。各二钱　青黛一钱，另研

【用法】上为末，蜜丸，绿豆大。每服三五丸，量儿大小加减，淡姜汤送下。

【主治】惊退后调理，安心神，养气血，和平预防之剂也。

生熟地黄汤

【组成】生地黄　熟地黄各半两　川芎　赤茯苓　枳壳　杏仁去皮　川黄连　半夏　天麻　地骨皮　炙甘草各二钱半

【用法】上每服二三钱，黑豆十五粒，姜、水煎服。

【主治】疳眼闭合不开。

第五节　痘疹诠古方

托里散

【组成】人参　黄芪炒。各二钱　当归酒洗　白术　熟地　芍药炒　茯苓各一钱半　炙甘草五分

【用法】上每用三五钱，水煎服。

【主治】痘毒元气虚弱，或妄行克伐，不能溃散，用之未成自消，已成自溃，并治痈毒内虚，不能起发。

当归活血散

【组成】当归酒焙　赤芍酒炒　川芎　紫草　红花各五钱　木香二钱　血竭一钱

【用法】上为末。每五岁者服一钱，十岁以上服二钱，酒下。

【主治】痘色淡白。

养血化斑汤

【组成】当归身　人参　生地　红花　蝉蜕等分

【用法】水一盏，生姜一片，煎六分。温服，无时。

【主治】白疹白痘。

葛根解毒汤

【组成】葛根　升麻_{减半}　生地黄　麦门冬　天花粉_{等分}　甘草_{减半}

【用法】上取糯米泔水一盏，煎七分，入茅根自然汁一合服之。

【主治】解痘毒止渴良方。

实表解毒汤

【组成】人参　黄芪　当归梢　生地黄　甘草　白芍药　柴胡　升麻　酒片芩　玄参　地骨皮

【用法】上入薄荷叶少许，淡竹叶十片，水煎服。

溯源解毒汤

【组成】当归身　川芎　生地黄　白芍药　人参　生甘草　黄连　连翘　陈皮　木通_{等分}

【用法】水一盏，加淡竹叶十片，煎半盏。温服，无时。

【主治】解胎毒之良方。

凉血化毒汤

【组成】归尾　赤芍药　生地黄　木通　连翘　牛蒡子　红花　紫草　桔梗　山豆根

【用法】水煎服。或加童便一小盏亦可。

【主治】痘疮初出，头焦黑。

犀角化毒丸

【组成】犀角屑_镑　生地黄　当归　防风　荆芥穗_{各一两}　牛蒡子_{炒，杵}　赤芍药　连翘　桔梗_{各七钱}　薄荷　黄芩_炒　甘草_{各五钱}

【用法】上为末，炼蜜丸，芡实大。每服一丸，薄荷汤下。

【主治】诸积热，及痘疹后余毒生疮，口舌牙龈糜烂等证。

五福化毒丹

【组成】生地黄　天门冬　麦门冬　玄参　熟地黄各三两　甘草　甜硝各二两　青黛两半

【用法】上为末，炼蜜丸，芡实大。每服一丸，白汤或薄荷汤化下。

【主治】胎毒，及痘后头面生疮，眼目肿痛。

玄参地黄汤

【组成】玄参　生地黄　牡丹皮　栀子仁各钱半　甘草　升麻各半钱　白芍药一钱　蒲黄炒，五分

【用法】水一盅，煎七分，温服。愚谓此方宜去升麻以塞上冲之源，勿谓但属阳明即宜用升麻也。

【主治】痘疹衄血。

导赤通气散

【组成】木通　生地黄　人参　麦门冬　当归身　石菖蒲甘草

【用法】上灯心，水煎服。

【主治】心虚声不扬者。

万氏柴胡四物汤

【组成】柴胡　当归身　川芎　生地黄　白芍药　人参　麦门冬　知母　淡竹叶　黄芩　地骨皮

【用法】上锉细。水一盏，煎七分。不拘时温服。

【主治】疹后余热。

生地黄散

【组成】生地黄半两　麦门冬七钱　款冬花　陈皮　杏仁各三钱
炙甘草二钱半

【用法】上每服三五钱，水一大盏，煎六分。不拘时徐徐温服，
量大小加减。

【主治】小儿斑疹，身热口干，咳嗽心烦者。

清金降火汤

【组成】当归　白芍药酒炒　生地黄酒洗　瓜蒌仁　白茯苓　陈
皮　贝母去心　甘草　麦门冬　桑白皮　枯芩酒炒　山栀炒　玄参
杏仁去皮尖　苏梗　天门冬　黄连炒　石膏

【用法】上等分，加姜一片，水煎服。

【主治】疹后肺热，声哑咳喘。

大青汤

【组成】生地黄　石膏　玄参　地骨皮　知母　木通　甘草
青黛　荆芥穗各等分

【用法】上水一盏，加淡竹叶十二片，煎七分。温服，无时。

【主治】解斑疹大毒良方。

第六节　外科钤古方

《秘方》托里散

【组成】瓜蒌大者一个，杵　当归酒拌　黄芪盐水炒　白芍药　甘

草各一两半 熟地 天花粉 金银花 皂刺炒。各一两

【用法】上每用药五两，以无灰酒五茶盅，入瓷器内，厚纸封口，再用油纸重封，置汤锅内盖煮，至药香取出分服，直至疮愈。

【主治】一切疮毒，始终常服，不致内陷。

参芪托里散

【组成】人参气虚多用之 黄芪炒 白术炒 当归 熟地 芍药酒炒 茯苓 陈皮各一钱

【用法】上水煎服。

【主治】疮疡气血俱虚，不能起发，或腐溃不能收敛，及恶寒发热者。

托里养营汤

【组成】人参 黄芪炙 当归酒拌 川芎 芍药炒 白术炒，各一钱 熟地二钱 五味子炒研 麦冬 甘草各二分

【用法】水二盅，姜三片，枣一枚，煎七分。食远服。

【主治】瘰疬流注，及一切痈疽不足之证，不作脓，或不溃，或溃后发热，或恶寒，肌肉消瘦，饮食不思，睡卧不宁，盗汗不止。

内补黄芪汤

【组成】黄芪炙 麦冬各一两 人参 熟地 茯苓 甘草炙。各七分 白芍药 当归 川芎 远志 官桂各五分

【用法】上每服一两，姜、枣，水煎服。

【主治】痈毒内虚，毒不起化，及溃后诸虚迭见。

托里当归汤

【组成】人参 黄芪 当归 熟地 川芎 芍药各一钱 柴胡

甘草各五分

【用法】上水煎服。

【主治】溃疡气血俱虚，或晡热内热，寒热往来，或妇人诸疮，经候不调，小便频数，大便不实等证，但疮疡气血虚而发热者，皆宜服之。久服亦收敛疮口。

参芪补肺汤

【组成】人参　黄芪　白术　当归　陈皮　茯苓各一钱　山药　山茱萸各二钱　五味子　炙甘草各五分　熟地黄一钱半　麦门冬　牡丹皮各八分

【用法】上，姜、枣，水煎服。

【主治】肺证咳喘短气，或肾水不足，虚火上炎，痰涎壅盛，或吐脓血，发热作渴，小便短涩。

益气养营汤

【组成】人参　黄芪盐水炒　当归　川芎　熟地　芍药炒　贝母　香附　茯苓　陈皮各一钱　白术二钱　柴胡六分　甘草　桔梗各五分

【用法】上，姜、水煎服。

【主治】怀抱抑郁，或气血损伤，四肢颈项等处患肿，不问软硬，赤白肿痛，或日晡发热，或溃而不敛。

【加减】口干加五味子、麦门冬；往来寒热，加软柴胡、地骨皮；脓清，加人参、黄芪；脓多，加川芎、当归；脓不止，加人参、黄芪、当归；肌肉迟生，加白蔹、官桂。

补阴八珍汤

【组成】人参　白术　茯苓　甘草　当归　川芎　熟地　芍药　黄柏酒炒　知母酒炒。各七分

【用法】上水煎服。

【主治】瘰疬等疮，足三阴虚者。

薛氏加减八味丸

【组成】熟地八两，酒蒸捣膏　山茱萸酒浸，杵膏　山药各四两　泽泻蒸，焙　白茯苓　牡丹皮各三两　桂心一两　北五味四两半，炒

【用法】上为细末，入二膏加炼蜜少许，丸桐子大。每服六七十丸，五更初，言语前，或空心，用盐汤送下。

【主治】疮疡痊后及将痊，口干渴甚，或舌上生黄，或未患先渴。此皆肾水枯竭，不能上润，以致心火上炎，水火不能相济，故烦躁作渴，小便频数，或白浊阴痿，饮食不多，肌肤渐消，或腿肿脚先瘦。服此以降心火、滋肾水，则诸证顿止，及治口舌生疮不绝。

加味地黄丸

【组成】熟地　山药　山茱萸　白茯苓　泽泻　牡丹皮　柴胡　北五味各为末，等分

【用法】上将地黄掐碎，酒拌湿蒸烂杵膏，入诸药和匀，加炼蜜为丸，桐子大。每服百丸，空心白汤送下。

【主治】肝肾阴虚，疮毒，或耳内痒痛出水，或眼昏，痰气喘嗽，或作渴发热，小便赤涩等证。

犀角地黄汤

【组成】犀角镑为末　生地　牡丹皮　芍药各一钱半　黄芩炒　升麻各一钱

【用法】上水煎熟，入犀角末服。

【主治】胃火血热妄行，吐衄或大便下血。

东垣黄连消毒散

【组成】黄连炒　羌活各一分　黄芩　黄柏　桔梗　藁本　防己

各五分　归尾　连翘　防风　独活　知母炒　生地各四分　人参　甘草各三分　黄芪　苏木　陈皮　泽泻各二分

【用法】上水煎服。

【主治】脑疽背疽，焮肿疼痛或麻木。

地骨皮散

【组成】人参　黄芪　生地黄　地骨皮　柴胡各一钱半　白茯苓　石膏煅　知母各一钱

【用法】水、姜煎服。

【主治】疮疡气虚内热，烦渴不宁。

清肝益营汤

【组成】山栀　当归　木瓜不犯铁　茯苓各一钱　柴胡　芍药炒　川芎各七分　龙胆草八分　白术二钱　熟地一钱半　炙甘草五分

【用法】上姜、水煎服。

【主治】肝、胆、小肠经风热血燥，筋挛结核，或耳项胸乳胁肋作痛，并一切肝火之证。

清心汤

【组成】防风通圣散。

【用法】每料加黄连五钱，每剂用一两，水煎服。

【主治】疮疡肿痛，发热饮冷，脉沉实，睡语不宁。

桃仁汤

【组成】桃仁　苏木各一两　生地黄五钱　虻虫去足翅，炒　水蛭炒。各三十个

【用法】上每服三钱，水一盏，煎六分。空心服。

【主治】逐瘀血。

牛膝酒

【组成】牛膝　川芎　羌活　五加皮　杜仲　甘草　地骨皮　薏仁各一两　生地黄十两　海桐皮二两

【用法】上㕮咀，用帛裹入无灰酒浸二七日，夏月三五日。每服一杯，日三五次。

【主治】杨梅风毒，腰痛。

木香饼

【组成】木香五钱　生地黄一两

【用法】上以木香为末，生地黄杵膏和匀，量患处大小作饼，置肿处，以热熨斗熨之。

【主治】一切气滞结肿或痛，或闪肭，及风寒所伤作痛，并效。

人参五味子汤

【组成】人参　五味子炒，捣　熟地黄　当归酒炒　白术炒　白茯苓　炙甘草　陈皮　桔梗炒　前胡各一钱　黄芪炙　地骨皮　桑白皮炒　枳壳　柴胡各七分

【用法】水一盅半，生姜三片，煎八分，食后服。

【主治】气血劳伤，咳脓咯血，寒热往来，夜出盗汗，赢瘦困乏，一切虚损肺痿之证并治。

槐花散

【组成】槐花炒　熟地黄　青皮　白术炒　荆芥穗　当归身酒拌　升麻各一钱　川芎四分

【用法】上为末。每服三钱，空心米饮调下。水煎服亦可。

【主治】肠风脏毒下血。

生地黄丸

【组成】生地一两，酒拌，杵膏　秦艽　黄芩　硬柴胡各半两　赤芍药一两

【用法】上为末，入地黄膏加炼蜜为丸，桐子大。每服三五十丸，乌梅汤日进二服。

【主治】师尼、寡妇、室女乍寒乍热而患疮疡，及颈间结核，肝脉弦长而出鱼际，外无寒邪，内多郁火者，宜此治之。

清肝解郁汤

【组成】人参　熟地黄　芍药炒　茯苓　山栀炒　贝母各一钱　柴胡　牡丹皮　川芎　陈皮各五分　当归　白术各一钱半　甘草五分

【用法】上水煎服。

【主治】肝经血虚风热，或郁火伤血，乳内结核，或为肿溃不愈，凡肝胆经血气不和之病，皆宜用此药。

当归饮

【组成】当归　川芎　生地黄　白芍药　白蒺藜炒　黄芪　何首乌不见铁。各钱半　防风　荆芥　甘草各一钱

【用法】上水煎服。

【主治】风湿血热，瘾疹痒痛，脓水淋漓，疮疥发热等证。

五加皮饮

【组成】当归　木瓜　生地黄　熟地黄　羌活　薏仁各一钱　防风　荆芥　赤芍　苦参　大枫藤各七分　五加皮二钱　甘草　僵蚕各五分

【用法】上每服入土茯苓四两，猪肉四两，用水二大碗，煎一碗。食前温服，渣再煎，连肉食之。忌生冷、鱼腥、沙气、牛肉、

茶、酒、醋。所用土茯苓忌铁器。若治风毒，口服此药外，以此药煎膏，或丹收，或粉收，贴之。

【主治】杨梅棉花疮百发百中，亦可煮酒以治结毒。

七贴方

【组成】防风　忍冬　皂刺　蝉蜕去头足　连翘　白鲜皮　五加皮　荆芥　穿山甲炒。各一钱　生地　木瓜去心，忌铁　僵蚕炒。各一钱半　皂子七个　薏仁三钱　土茯苓四两

【用法】上用水四碗，煎二碗。食远分二次服之。忌牛、羊、茶、酒、醋、房事。

【主治】杨梅棉花疮。

茯苓膏

【组成】当归　白蒺藜　羌活　生地　熟地　甘草去皮　连翘　木通各三钱　土茯苓半斤

【用法】上为粗末，用水五六碗，熬将半，用绢滤去滓，再熬成膏，晾冷。每服一大酒盅，日三服。轻者五六料，重者十料，全愈。熬药须用砂锅。忌房事、鸡、鱼、牛肉、椒、醋等发物。

【主治】杨梅疮，并治风毒。

加味泻肝汤

【组成】龙胆草酒炒　当归梢　车前子炒　生地黄　芍药炒　泽泻　黄连炒　黄柏酒炒　知母酒炒　防风各一钱　甘草梢五分

【用法】水二盅，煎八分。食前服。外敷乌金散。

【主治】肝经湿热不利，阴囊肿痛，或溃烂皮脱，睾丸悬挂，或便毒及下疳肿痛，或溃烂，皆治之。

加味十全大补汤

【组成】人参　黄芪盐水炒　白术炒　熟地黄　当归　川芎　芍药炒　茯苓各一钱　甘草炙　肉桂　五味子捣，炒　麦门冬各五分

【用法】水二盅，煎一盅。食前服。

【主治】悬痈溃而不敛，或发热饮食少思。

【加减】茎肿，加青皮。小便赤，加黄柏（酒炒）、知母。小便涩，加车前子、山栀子，俱炒用。

养血当归地黄汤

【组成】当归酒拌　熟地各二钱　芍药　川芎　藁本　防风　白芷　北细辛各一钱

【用法】水二盅，煎成一盅。食远服，甚者加酒助药力。

【主治】破伤风气血俱虚，发热头痛，服此以养气血、祛风邪，不拘新旧并可治之。

白花蛇丸

【组成】白花蛇一条，去头尾，连骨生用　乌梢蛇一条，去头尾，生用　蝉蜕去土　防风去苗　金银花去叶　枸杞子　槐花　苦参　生地各二两　全蝎醋浸一日，去盐味　黄芩　黄连　栀子　黄柏　乌药　牛膝　川芎　牛蒡子　何首乌不犯铁　连翘　天花粉　白蒺藜　威灵仙　荆芥穗　细辛　蔓荆子　金毛狗脊　胡麻子炒。各一两　漏芦半斤，洗净去苗，取四两

【用法】上为末，米糊丸，桐子大。每服五六十丸，茶清送下，空心、午前临卧各一服。

【主治】疠风。

景岳会通膏

【组成】大黄　木鳖仁　当归　川芎　芍药　生地　麻黄　细

辛　白芷　防风　荆芥　苍术　羌活　川乌　甘草　乌药　南星　半夏　香附　官桂　苍耳　骨碎补　草乌　艾叶　皂角　枳壳　三棱　蓬术　萝卜子　水红花子　巴豆　五倍　独活　桃仁　苏木　红花　续断　连翘　栀子　苦参　槐花　皂刺　干姜　蓖麻子　透骨草_{晒干}　穿山甲　全蝎　僵蚕　蜂房_{各一两}　蛇蜕_{一大条}　蜈蚣_{十四根}　虾蟆_{三只}　血余_{一团}　独蒜_{四头}

【用法】 上五十四味，用麻油五斤，浸三日，先煎血余、蓖麻、木鳖、桃仁、巴豆、蛤蟆、独蒜，待半枯，然后入余药煎黑，去滓丹收，后下细药十味。阿魏二两，乳香（制）、没药（制）各一两，木香、丁香、雄黄、朱砂、血竭、儿茶各五钱，麝香不拘一二钱。上麝香、丁香、木香三味宜最后下之。以上收油法，凡熬成熟油一斤，下飞净好红丹八两；若欲微嫩，则止下七两五钱。

【主治】 凡诸痈毒、痞块、风气，骨节疼痛，无所不治。

阿魏膏

【组成】 羌活　独活　玄参　官桂　赤芍药　穿山甲　生地黄两头尖　大黄　白芷　天麻　红花_{各半两}　木鳖_{十枚，去壳}　乱发_{一团}　槐、柳、桃枝_{各半两}

【用法】 上用麻油二斤四两，煎药黑，去渣，入发再煎，发化仍去渣，入上好真正黄丹煎收，软硬得中，入后细药即成膏矣。阿魏、芒硝、苏合油、乳香、没药各五钱，麝香三钱。上凡贴膏药，须先用朴硝随患处铺半指厚，以纸盖用热熨斗熨良久，如硝耗再加熨之，二时许方贴膏药。若是肝积，加芦荟末同熨之。

【主治】 一切痞块，更服胡连丸。

神效当归膏

【组成】 当归　生地黄　黄蜡_{各二两}　白蜡_{当减半}　麻油_{六两}

【用法】 先将当归、地黄各一两，入油煎黑去渣，又将二味各入一两煎至微焦，复去滓，乃入蜡溶化，候冷搅匀即成膏矣。用涂患处，以纸盖之。如有死肉，须用利刀剪去，则生肌尤速。

【主治】一切发背疮疡，汤火疼痛等证，去腐肉，生新肉，其效如神。凡洗拭换膏，必须预备即贴之，新肉畏风故也。如用白蜡尤好。此药生肌止痛，补血续筋，故与新肉相宜。

攻坚败毒膏

【组成】当归　熟地　生地　白芍药　赤芍药　南星　半夏　三棱　蓬术　木鳖　两头尖　穿山甲　巴豆仁　肉桂　五灵脂　桃仁　续断　玄参　延胡索　蓖麻子仁　白芷　羌活　独活　大黄　红花　川乌　草乌　苏木　川芎　防风　杏仁各一两

【用法】上用麻油四十两，浸诸药三日，桑柴火煎成，丹收后下细药。乳香（制）、没药（制）各一两，真阿魏一两半，麝香三钱。上方于细药中加芦荟、木香各一两，蟾酥三钱，即名消痞大成膏。

【主治】专攻痞块，诸疮毒，痔漏。

【备注】亦名乾坤一气膏。

保养元气膏

【组成】生地黄　熟地黄俱酒洗　麦门冬　肉苁蓉酒洗　远志肉　蛇床子酒浸　菟丝子酒浸　牛膝酒洗　鹿茸　川续断　虎骨　紫梢花　木鳖仁　谷精草　大附子　肉桂各五钱

【用法】麻油一斤四两，入甘草二两，先熬六七滚，然后上诸药。上熬成，以煮过松香四两，飞丹半斤收之，次下细药。次下龙骨、倭硫黄、赤石脂各二钱。又次下乳香、沉香、丁香、木香各一钱。又次下阳起石三钱，麝香五分，蟾酥、鸦片各一钱。又次下黄占五两。上煎成，入井中浸三四日。每用膏七八钱，红绢摊贴脐上，或腰眼间，每贴五六十日再换。

【主治】此膏助元阳，补精髓，通血脉，镇玉池，养龟存精，百战百胜，待妇人经净之时，去膏而泄则可成孕。并治腰膝疼痛，五劳七伤，诸虚百损，半身不遂，膀胱疝气，带浊淫淋，阴痿不举，无不效者。

药煮松香法

【组成】大都松香三斤

用：皮硝一碗 水红花四两 大黄 当归 生地各二两 三棱蓬术各一两

【用法】上药七味，用水一桶，先熬汁，去滓净，用煮松香，徐徐添入，以汁完为度，收用之极佳。收油之法，凡煮过松香一斤，入熬熟药油五两，即成膏矣。

【按语】凡用松香收膏药者，必用水多煮一二遍，去其涩燥之性，方可贴疮不痛。若用贴癥痞血块，则当加药如后法煮过用之方妙。

第三章

临证论治

第一节　内科杂病

一、肺系疾病

（一）咳嗽

外感之嗽，凡属阴虚少血，或脾肺虚寒之辈，则最易感邪。但察其脉体稍弱，胸膈无滞，或肾气不足，水泛为痰，或心嘈呕恶，饥不欲食，或年及中衰，血气渐弱，而咳嗽不能愈者，悉宜金水六君煎加减主之，足称神剂；若但以脾胃土虚不能生金，而邪不能解，宜六君子汤以补脾肺；或脾虚不能制水，泛而为痰，宜理阴煎、八味丸之类以补土母，皆良法也。

咳嗽凡遇秋冬即发者，此寒包热也，但解其寒，其热自散，宜金水六君煎，察其虚实壮老，随宜用之。如果内热者，不妨佐以黄芩、知母之类。

肺属金，为清虚之脏，凡金被火刑则为嗽，金寒水冷亦为嗽，此咳嗽所当治肺也。然内伤之嗽，则不独在肺。盖五脏之精皆藏于肾，而少阴肾脉从肾上贯肝膈，入肺中，循喉咙，挟舌本，所以肺金之虚，多由肾水之涸，正以子令母虚也。故凡治劳损咳嗽，必当以壮水滋阴为主，庶肺气得充，嗽可渐愈，宜一阴煎、左归饮、琼玉膏、左归丸、六味地黄丸之类择而用之。其有元阳下亏，生气不布，以致脾困于中，肺困于上，而为喘促，为痞满，为痰涎呕恶，为泄泻畏寒。凡脉见细弱，证见虚寒而咳嗽不已者，此等证候，皆不必治嗽，但补其阳而嗽自止，如右归饮、右归丸、八味地黄丸、大补元煎、六味回阳饮、劫劳散之类皆当随宜速用，不得因循，以致汲深无及也。

内伤咳嗽，凡水亏于下，火炎于上，以致火烁肺金，而为干渴烦热，喉痛口疮，潮热便结，喜冷，尺寸滑数等证，则不得不兼清火，以存其水，宜四阴煎，或加减一阴煎、人参固本丸主之。

内伤虚损之嗽，多不宜用燥药及辛香动气等剂。惟甘润养阴，如乳酥、蜂蜜、百合、地黄、阿胶、麦冬、去皮胡桃肉之类，皆所宜也。

外邪证多有误认为劳伤而遂成真劳者，此必其人气体柔弱，而医家望之已有成心，故见其发热遂认为火，见其咳嗽遂认为劳，不明表里，率用滋阴降火等剂。不知寒邪既已在表，凉药不宜妄投，若外既有寒，而内又得寒，则表里合邪，必致邪留不解，延绵日甚。俗云：伤风不愈变成劳。夫伤风岂能变劳？特以庸医误治而日加清削，则柔弱之人能堪几多清理，久而不愈，不至成劳不已也，此实医之所误耳。故医于此证，最当详察在表在里，及新邪久病等因，脉色形气等辨，辨得其真，则但以金水六君煎之类，不数剂而可愈矣。医之不精，此其一也。

干咳嗽证，在丹溪云：火郁之证，乃痰郁火邪在肺中，用苦梗以开之，下用补阴降火，不已则成劳，须用倒仓法。此证多是不得志者有之。愚谓丹溪此说，殊不其然。夫既云不得志，则其忧思内伤，岂痰火病也？又岂苦梗、倒仓所宜攻也？盖干咳嗽者，以肺中津液不足，枯涸而然，此明系内伤亏损，肺肾不交，气不生精，精不化气，所以干涩如此。但其有火无火，亦当辨治。若脏平无火者，止因肺虚，故必先补气，自能生精，宜五福饮之类主之；若脏气微寒者，非辛不润，故必先补阳，自可生阴，宜理阴煎主之；若兼内热有火者，须保真阴，故必先壮水，自能制火，宜一阴煎，或加减一阴煎兼贝母丸之类主之。若以此证而但知消痰开郁，将见气愈耗，水愈亏，未免为涸辙之鲋矣。

（二）伤风

若外感风寒，咳嗽多痰，喘急而阴虚血气不足，痰有不活，气有不充，则托送无力，邪不易解，宜金水六君煎，其效如神，若年衰胃弱者，尤宜用之。

（三）喘促

虚喘证，其人别无风寒咳嗽等疾，而忽见气短似喘，或但经微劳，或饥时即见喘促，或于精泄之后，或于大汗之后，或于大小便之后，或大病之后，或妇人月期之后而喘促愈甚，或气道噎塞，上下若不相续，势剧垂危者，但察其表里无邪，脉息微弱无力，而诸病若此，悉宜以贞元饮主之，加减如本方，其效如神。此外如小营煎、大营煎、大补元煎之类，俱可择用。经曰：肝苦急，急食甘以缓之，即此之类。若大便溏泻兼下寒者，宜右归饮、右归丸、圣术煎之类主之。

脾肺气虚，上焦微热微咳而作喘者，宜生脉散主之。或但以气虚而无热者，惟独参汤为宜。若火烁肺金，上焦热甚，烦渴多汗，气虚作喘者，宜人参白虎汤主之。若火在阴分，宜玉女煎主之，然惟夏月或有此证。若阴虚，自小腹火气上冲而喘者，宜补阴降火，以六味地黄汤加黄柏、知母之类主之。

水病为喘者，以肾邪干肺也。然水不能化而子病及母，使非精气之败，何以至此，此其虚者十九，而间乎虚中挟实，则或有之耳。故凡治水喘者，不宜妄用攻击之药，当求肿胀门诸法治之，肿退而喘自定矣。古法治心下有水气上乘于肺，喘而不得卧者，以《直指》神秘汤主之。但此汤用多主气分，若水因气滞者用之则可。若水因气虚者，必当以加减《金匮》肾气汤之类主之。

老弱人久病气虚发喘者，但当以养肺为主。凡阴胜者宜温养之，如人参、当归、姜、桂、甘草，或加以芪、术之属；阳胜者宜滋养之，如人参、熟地、麦冬、阿胶、五味子、梨浆、牛乳之属。

痰盛作喘者，虽宜治痰，如二陈汤、六安煎、导痰汤、千缗汤、滚痰丸、抱龙丸之类，皆可治实痰之喘也；六君子汤、金水六君煎之类，皆可治虚痰之喘也。

二、 心脑病证

（一）怔忡惊恐

凡治怔忡惊恐者，虽有心脾肝肾之分，然阳统乎阴，心本乎肾，所以上不宁者，未有不由乎下，心气虚者，未有不因乎精，此心肝脾肾之气，名虽有异，而治有不可离者，亦以精气互根之宜然，而君相相资之全力也。然或宜先气而后精，或宜先精而后气，或兼热者之宜清，或兼寒者之宜暖，此又当因其病情而酌用之，故用方者宜圆不宜凿也。

心脾血气本虚，而或为怔忡，或为惊恐，或偶以大惊猝恐而致神志昏乱者，俱宜七福饮，甚者大补元煎。命门水亏，真阴不足而怔忡不已者，左归饮。命门火亏，真阳不足而怔忡者，右归饮。三阴精血亏损，阴中之阳不足而为怔忡惊恐者，大营煎或理阴煎。若水亏火盛，烦躁热渴，而怔忡惊悸不宁者，二阴煎或加减一阴煎。

心虚血少，神志不宁而惊悸者，养心汤或十四友丸。心血不足，肝火不清，血热多惊者，朱砂安神丸。若大恐大惧，以致损伤心脾肾气而神消精却，饮食日减者，必用七福饮、理阴煎，或大营煎，或大补元煎之类酌宜治之。然必宜洗心涤虑，尽释病根，则庶可保全也。

（二）眩晕

头眩虽属上虚，然不能无涉于下。盖上虚者，阳中之阳虚也；下虚者，阴中之阳虚也。阴中之阳虚者，宜补其精，如五福饮、七福饮、左归饮、右归饮、四物汤之类是也。然伐下者必枯其上，滋苗者必灌其根。所以，凡治上虚者，犹当以兼补气血为最，如大补元煎、十全大补汤，及诸补阴补阳等剂，俱当酌宜用之。

（三）不寐

无邪而不寐者，必营气之不足也。若七情内伤，血气耗损，或恐畏伤肾，或惊惧伤胆，神以精亏而无依无寐者，宜五福饮、七福饮，或三阴煎择而用之。若营卫俱伤，血气大坏，神魂无主而昼夜不寐者，必用大补元煎加减治之。若思虑过度，心虚不寐而微兼烦热者，养心汤治之。若焦思过度，耗心血，动心火，而烦热干渴不寐者，天王补心丹。若心虚火盛，烦乱内热而怔忡不寐者，安神丸。若痰盛者，十味温胆汤治之。

有邪而不寐者，去其邪而神自安也。水湿之邪宜分利，如五苓散、五皮散，或加减《金匮》肾气丸之属是也。阴寒之邪宜温中，如理阴煎、理中汤之属是也。

（四）头痛

火邪头痛者，虽各经皆有火证，而独惟阳明为最。正以阳明胃火，盛于头面而直达头维，故其痛必甚，其脉必洪，其证必多内热，其或头脑振振，痛而兼胀，而绝无表邪者，必火邪也。欲治阳明之火，无如白虎汤加泽泻、木通、生地、麦冬之类，以抑其至高之势，其效最速。但治火之法，不宜佐以升散。盖外邪之火可散而去，内郁之火得升而愈炽矣，此为忌也。

阴虚头痛，即血虚之属也，凡久病者多有之。其证多因水亏，所以虚火易动，火动则痛，必兼烦热、内热等证。治宜壮水为主，当用滋阴八味煎、加减一阴煎、玉女煎之类主之。火微者，宜六味地黄丸、四物汤、三阴煎、左归饮之类主之。

阳虚头痛，即气虚之属也，亦久病者有之。其证必戚戚悠悠，或羞明，或畏寒，或倦怠，或食饮不甘，脉必微细，头必沉沉，遇阴则痛，逢寒亦痛，是皆阳虚阴胜而然，治宜扶阳为主，如理阴煎、十全大补汤之类，皆可择用。或以五福饮加川芎、细辛、蔓荆子之类，以升达阳气，则最善之治也。

痰厥头痛，诸古方书皆有此名目，然以余论之，则必别有所因，但以头痛而兼痰者有之，未必因痰头痛也。如多痰兼虚而头痛者，宜金水六君煎，加芎、辛之类，酌而用之。

（五）非风

凡非风卒倒等证，无非气脱而然……观东垣云：气衰者多有此疾，诚知要之言也。奈后人不明其说，但以东垣为主气，又岂知气之为义乎！故凡治卒倒昏沉等证，若无痰气阻塞，必须以大剂参、附峻补元气，以先其急，随用地黄、当归、甘杞之类，填补真阴，以培其本。盖精即气之根，气生于下，即向生之气也。经曰精化为气，即此之谓。

凡形证已定而痰气不甚，则万勿治痰，但当调理气血，自可渐愈。如果痰涩未清，则治痰之法当分虚实。若阴气不足，多痰兼燥而咳者，金水六君煎。阴虚水泛为痰者，六味丸、八味丸酌而用之，或为汤亦妙。脾肾虚寒，不能运化而为痰者，不必兼治痰气，只宜温补根本。阴不足者，理阴煎之类最佳。

偏枯拘急痿弱之类，本由阴虚，言之详矣。然血气本不相离，故阴中有气，阴中亦有血。何以辨之？夫血非气不行，气非血不化，凡血中无气，则病为纵缓废弛；气中无血，则病为抽掣拘挛。何也？盖气主动，无气则不能动，不能动则不能举矣；血主静，无血则不能静，不能静则不能舒矣。故筋缓者，当责其无气；筋急者，当责其无血。无血者宜三阴煎，或大营煎、小营煎之类主之；无气者宜五福饮、十全大补汤之类主之。

人于中年之后，多有此证，其衰可知。经云人年四十而阴气自半，正以阴虚为言也。夫人生于阳而根于阴，根本衰则人必病，根本败则人必危矣。所谓根本者，即真阴也。人知阴虚唯一而不知阴虚有二：如阴中之水虚，则多热多燥而病在精血；阴中之火虚，则多寒多滞而病在神气。若水火俱伤，则形神俱弊，难为力矣。火虚者，宜大补元煎、右归饮、右归丸、八味地黄丸之类主之，庶可以益火之源；水虚者，宜左归饮、左归丸、六味地黄丸之类主之，庶可以壮水之主；若气血俱虚，速宜以大补元煎之类，悉力挽回，庶可疗也。多寒多湿者忌清凉，如生地、芍药、麦冬、石斛之类，皆非所宜。

非风有火盛而病者，即阳证也。火微者，宜兼补其阴，以一阴煎、二阴煎，或加减一阴煎之类主之。凡治火之法，但使火去六七，即当调治其本。然阳盛者阴必病，故治热必从血分，甚者用苦寒，微者用甘凉，欲其从乎阴也。

非风有寒盛而病者，即阴证也，专宜益火。寒微者，宜八味地黄丸之类主之。寒甚者，宜右归饮、回阳饮之类主之。

非风眩晕，掉摇惑乱者，总由气虚于上而然。经曰：上气不足，脑为之不满，头为之苦倾，目为之苦眩。又曰：上虚则眩。此明训也。凡微觉此证，即当以五福饮之类培其中气；虚甚者，即宜用大补元煎或十全大补汤之类治之，否则，卒倒之渐所由至也。

夏月卒倒，忽患非风抽搐等证，此火克金，热伤气而然，即今人之所谓暑风也。若伏阴在内，而阳虚气脱者，必用六味回阳饮之类，放胆用之，勿谓夏月忌温热，此不达之言也。

肥人多有非风之证，以肥人多气虚也。何以肥人反多气虚？盖人之形体，骨为君也，肉为臣也。肥人者，柔胜于刚，阴胜于阳者也。且肉以血成，总皆阴类，故肥人多有气虚之证。然肥人多湿多滞，故气道多有不利，若果痰气壅滞，则不得不先为清利，宜于前治痰之法随宜暂用。若无痰而气脱卒倒者，必宜十全大补汤、大补元煎之类主之。

非风烦热自汗，小水不利者，不可以药利之。盖津液外泄，小水必少，若再用渗利，则阴水愈竭，无以制火，而躁烦益甚，但使热退汗止，则小水自利也。况自汗者多属阳明之证，亦忌利小便，宜一阴煎之类主之。火甚者，宜加减一阴煎。

凡非风而有兼证者，则通经佐使之法本不可废。盖其脉络不通，皆由血气，血气兼证，各有所因：如因于风者必闭郁，因于寒者必凝涩，因于热者必干涸，因于湿者必壅滞，因于虚者必不运行。诸如此者，皆能阻塞经络，此佐使之法所以亦有不同也。气血虚弱者，宜温补而通之，如参、归、术、熟地、枸杞、杜仲、牛膝之属是也。通虚者，则或阴或阳，尤当知其要也。如参、芪所以补气，而气虚之甚者，非姜、附之佐，必不能追散失之元阳；归、地所以补精血，而阴虚之极者，非桂、附之引，亦不能复无根之生气。

（六）癫狂

凡狂病多因于火。此或以谋为失志，或以思虑郁结，屈无所伸，怒无所泄，以致肝胆气逆，木火合邪，是诚东方实证也。此其邪乘于心，则为神魂不守；邪乘于胃，则为暴横刚强。故治此者，当以治火为先，而或痰或气，察其甚而兼治之。若水不制火而兼心肾微虚者，宜朱砂安神丸，或服蛮煎、二阴煎主之。

癫病多由痰气。凡气有所逆，痰有所滞，皆能壅闭经络，格塞心窍，故发则旋晕僵仆，口眼相引，目睛上视，手足搐搦，腰脊强直，食顷乃苏。此其倏病倏已者，正由气之倏逆倏顺也。故治此者，当察痰察气，因其甚者而先之；至若火之有无，又当审其脉证而兼为之治也。兼痰兼火者，宜朱砂安神丸之类主之。

癫痫证无火者多。若无火邪，不得妄用凉药，恐伤脾气，以致变生他证。且复有阴盛阳衰及气血暴脱，而绝无痰火气逆等病者，则凡四物、八珍、十全大补等汤，或干姜、桂、附之类，皆所必用，不得谓癫痫尽属实邪而概禁补剂也。

（七）痴呆

痴呆证，凡平素无痰，而或以郁结，或以不遂，或以思虑，或以疑惑，或以惊恐，而渐致痴呆，言辞颠倒，举动不经，或多汗，或善愁，其证则千奇百怪，无所不至。脉必或弦或数，或大或小，变易不常，此其逆气在心或肝胆二经，气有不清而然。但察其形体强壮，饮食不减，别无虚脱等证，则悉宜服蛮煎治之，最稳最妙。然此证有可愈者，有不可愈者，亦在乎胃气、元气之强弱，待时而复，非可急也。凡此诸证，若以大惊猝恐，一时偶伤心胆而致失神昏乱者，此当以速扶正气为主，宜七福饮或大补元煎主之。

（七）厥逆

气厥之证有二，以气虚、气实皆能厥也。气虚卒倒者，必其形气索然，色清白，身微冷，脉微弱，此气脱证也，宜参、芪、归、术、地黄、枸杞、大补元煎之属。

酒厥之证，即经所云热厥之属也。又经云酒风者，亦此类也。凡纵饮无节之人，多有此病。其有大便不实，或无火证，而脉见缓弱者，则不宜清火，但以金水六君煎之类主之。

奈时师不能察，而每以中风毙之耳。凡治此者，单宜培补命门，或水或火，当以非风门治法第三条者主之。又色厥之动血者，以其血气并走于上，亦血厥之属也，但与大怒血逆者不同，而治法亦有所异。盖此因欲火上炎，故血随气上，必其情欲动极而欲不能遂者有之，或借曲蘗以强遏郁火者亦有之。其证则忽尔暴吐，或鼻衄不能禁止，或厥逆，或汗出，或气喘，或咳嗽，此皆以阴火上冲而然。凡治此者，必先制火以抑其势，宜清化饮、四阴煎或加减一阴煎之类主之。其有阴竭于下，火不归原，别无烦热脉证而血厥不止垂危者，非镇阴煎必不能救，待其势定，然后因证酌治之。

三、 脾胃病证

（一）痞满

虚寒之痞，凡过于忧思，或过于劳倦，或饥饱失时，或病后脾气未醒，或脾胃素弱之人，而妄用寒凉克伐之剂，以致重伤脾气者，皆能有之。其证则无胀无闷，但不知饥，亦不欲食。问其胸腹胀痞，则曰亦觉有些，而又曰不甚胀。盖本非胀也，只因不欲食而自疑为胀耳。察其脉则缓弱无神，或弦多胃少，察其形则色平气怯，是皆脾虚不运而痞塞不开也。此证极多，不得因其不食，妄用消耗，将至胃气日损，则变证百出矣。治宜温补，但使脾肾气强，则痞满开而饮食自进，元气自复矣。又凡脾胃虚者，多兼寒证，何也？盖脾胃属土，土虚者多因无火，土寒则气化无权，故多痞满，此即寒生于中也。亦有为生冷外寒所侵，而致中寒者，然胃强则寒不能侮，而寒能胜之，总由脾气之弱耳。此义详命门火候论中，当并察之。若三阴气血俱虚，治节不行，而不便于温者，宜五福饮。若脾肾兼寒，命门不暖，则中焦不化，或腹溏，或胸腹喜暖畏寒，或上下腹俱膨膨，而小水黄涩者，宜理阴煎，甚者宜六味回阳饮。此二药最妙，而实人所罕知也。

饮食偶伤，致为痞满者，当察其食滞之有无而治之。若食滞既消，脾气受伤不能营运，而虚痞不开者，当专扶脾气，微者异功散、养中煎，甚者五福饮。

（二）泄泻

凡脾气稍弱，阳气素不强者，一有所伤，未免即致泄泻，此虽为初病，便当调理元气，自非强盛偶伤者之比。若因饮食不调，忽而溏泄，以渐而甚，或见微痛，但所下酸臭，而颜色淡黄，便是脾虚胃寒不化之证，即宜用五德丸，再甚者，即宜用胃关煎，切勿疑也。

凡兼真阴不足而为泄泻者，则或多脐下之痛，或于寅卯时为甚，或食入已久，反多不化，而为呕恶、溏泄，或泻不甚臭而多见完谷等证。盖因丹田不暖，所以尾闾不固，阴中少火，所以中焦易寒，此其咎在下焦，故曰真阴不足也。本与中焦无涉，故非分利所及也，惟胃关煎一剂，乃为最上之乘。

肾泄证，即前所谓真阴不足证也。每于五更之初，或天将明时，即洞泄数次，有经月连年弗止者，或暂愈而复作者，或有痛者，或有不痛者，其故何也？盖肾为胃关，开窍于二阴，所以二便之开闭，皆肾脏之所主。今肾中阳气不足，则命门火衰，而阴寒独盛，故于子丑五更之后，当阳气未复，阴气盛极之时，即令人洞泄不止也。古方有椒附丸、五味子散，皆治此之良方；若必欲阳生于阴，而肾气充固，则又惟八味地黄丸为宜。然余尝用此，则似犹未尽善，故特制胃关煎、九气丹之属，斯得其济者多矣。

凡脾泄久泄证，大都与前治脾弱之法不相远，但新泻者可治标，久泻者不可治标，且久泻无火，多因脾肾之虚寒也。若脾气虚寒之甚，而饮食减少，神疲气倦，宜十全大补汤。若病在下焦，肾气虚而微热者，宜六味地黄汤；微寒者，宜八味地黄汤，或胃关煎。

大泻如倾，元气渐脱者，宜速用四味回阳饮，或六味回阳饮主之。

（三）痢疾

脾肾虚弱之辈，但犯生冷，极易作痢。无论大人小儿，凡系脾虚致痢，别无实热等证者，先宜佐关煎温其脾气，如或稍深而病及肝肾者，即宜胃关煎为最妙之治，勿以新病畏而弗用也。

病痢，凡脾肾俱虚而危剧可畏者，只宜以胃关煎为最。或兼用九气丹，庶可保全也。

痢疾呕恶，兀兀欲吐，或闻食气即见恶心者，此胃气虚寒不能容受而然，必宜温补安胃。呕甚者，宜六味回阳饮之属主之。若阴中火虚，气不归原而呕者，宜胃关煎、理阴煎主之。

痢有发热者，似乎属火，宜从凉治。然实热之证，反未必发热，惟痢伤精血，阴虚水亏者，则最多为热为躁也。如或虚中有火，脉见有力者，宜加减一阴煎，或保阴煎主之。若脉本无力，全属虚火，则不可治火，单宜壮水补阴，如三阴煎及六味、八味等丸。若阴盛格阳而为外热者，必宜胃关煎及右归饮之属主之。

然实证无几，而近之病者，每察其胃口，则多无胀满等证，或察其大邪，则亦非实热等证，但见其有出无入，而胃口日穷，精神日败。盖其既无胀满，本非积也，又无真热，本非火也，无积无火而食不能入，其故何也？以脏气不能容受也。不能容受，其故有二：盖一由脾气之弱，故或为呕恶，或为吞酸，或恶闻食气而泛泛不宁，或饥不能食而枵枵待困，此以中焦不运，故食不能入，责在脾也；一由肾气之弱，故命门不能暖，则大肠不能固，小肠不能化，则胃气不能行，此以下焦失守而化源无主，责在肾也。欲健中焦，非人参、白术、干姜、甘草之属不可；欲实下焦，非熟地、附子、吴茱萸、肉桂之属不可。脾肾强而食自入，其理甚明，其应如响，余之活人于此者，不胜纪矣。如丹溪之用黄连，及以火济火，以滞益滞之说，乃悉以实火为言，特一曲之见耳。局人意智，绝人生几，此其关系非小，不得信以为然。

（四）心腹痛

跌打损伤有瘀血腹痛证，但去其瘀而痛自愈……其有血虚燥结，便闭不通者，宜玉烛散主之。

气血虚寒，不能营养心脾者，最多心腹痛证，然必以积劳积损及忧思不遂者，乃有此病；或心脾肝肾气血本虚而偶犯劳伤，或偶犯寒气及饮食不调者，亦有此证。凡虚痛之候，每多连绵不止，而亦无急暴之势，或按之、揉之、温之、熨之，痛必稍缓。其在心脾胸胁之间者，则或为戚戚，或为慌慌，或似嘈非嘈，或饥劳更甚，或得食稍可，或懊恼无迹，莫可名状，或形色青黄，或脉微气弱，是皆虚寒之证，此非甘温养血，补胃和中不可也，宜大小营煎、理阴煎之类加减主之。

下虚腹痛，必因虚挟寒，或阳虚中寒者乃有之，察无形迹而喜按喜暖者是也，治宜补阴逐寒，必宜理阴煎主之。然男子则间或有之，惟女人则因虚而痛者更多。盖女人有月经带浊之病，所以为异，亦宜理阴煎大剂主之。

火邪热郁者，皆有心腹痛证。如火在上焦，有痛无胀者，或宜加芍药、生地、麦冬以佐之。

阴寒腹痛者，凡男妇有因房室之后中寒而痛极者，此阴寒也。宜先用葱、姜捣烂炒热，或热砖之属熨其脐腹，以解其寒极凝滞之气，然后用理阴煎之类加减治之。

（五）饮食

饮食伤脾而吐泻已甚者，但察其无中满，无腹痛，而惟呕恶不能止，此其食物必已尽去，而以中气受伤，大虚而然。若吐甚极虚者，宜四味回阳饮；泻甚极虚者，宜胃关煎。

凡失饥伤饱，损及脾胃，多令人胸膈痞闷，不能消化，饮食少思，口中无味，或嗳气吞酸，神体困倦，此皆脾气受伤，若虚在下焦，而阴中无阳，不能生土者，惟理阴煎加减主之为善。

凡饮酒致伤者，多宜除湿利水，若或伤气，亦宜间用人参。然其证有三，不可不辨。一以酒热伤阴，或致发热动血者，宜清化饮主之。一以酒质伤脏，致生泄泻不已，若因湿生寒，以泻伤阴，致损命门阳气者，非胃关煎、九气丹之类不可。

善食而瘦者，多因有火，然当察火之微甚。微火者，微清之，如生地、芍药、丹皮、沙参、麦冬、石斛、竹叶、地骨皮、黄芩、知母、细甘草之属是也。然阳盛者阴必虚，如一阴煎、二阴煎、四阴煎之属，皆当择而用也。

不能食而瘦者，必其脾胃虚弱，不能健运而然，故或为嗳气、吞酸、痞满、不饥等证。其命门火衰者，宜右归饮、右归丸、八味地黄丸之类主之。

（六）脾胃

然脏腑虽分十一，而同有阴阳，同此血气，矧太阴常多血少气，阳明常多血多气，使此中之血瘀，则承气、抵当之类总属脾胃之药；使此中之血虚，则四物、五物、理阴、五福之类又孰非脾胃之药乎？再若五脏之邪皆通脾胃，如肝邪之犯脾者，肝脾皆实，单平肝气可也；肝强脾弱，舍肝而救脾可也……肾虚则启闭无权，壮肾为先。至若胃司受纳，脾主运化，若能纳而不化，此脾虚之兆易见；若既不能纳，又不能运，此脾胃之气俱已大亏，即速用十全大补、六味回阳等剂犹恐不及，而尚欲以楂、苓、枳、术之类，冀为脾胃之永赖乎？是以脾胃受伤，但使能去伤脾者，即俱是脾胃之药。此中理奥机圆，姑举此以见其概，而随宜应变，诚有非言能尽悉者。

（七）呃逆

下焦虚寒者，其肝肾生气之原不能畅达，故凡虚弱之人多见呃逆，正以元阳无力，易为抑遏而然。此呃逆之本，多在肾中，故余制归气饮主之甚效，或用理阴煎加丁香以疏气，妙亦如之。

凡以大病之后，或以虚羸之极，或以虚损误攻而致呃逆者，此最危之证，察其中虚，速宜补脾；察其阴虚，速宜补肾。如前二条固其法矣，然犹恐不及，则惟大补元煎及右归饮之类，斯其庶几者也。

（八）呕吐

虚呕之治，但当以温胃补脾为主。若虚在阴分，水泛为痰而呕吐者，宜金水六君煎；虚甚者，宜理阴煎，或六味回阳饮。

（九）恶心嗳气

虚寒恶心，其证最多，若非猝暴而常见，或形气不足之辈，悉以胃气弱也。故凡治此者，多宜以温补为主……若脾肾虚寒，痰滞咳嗽而恶心者，金水六君煎。若脾肾虚寒，上下不能运行，或胀满，或呕吐，或伤寒阴证，寒邪深入三阴，而恶心呕吐不止者，理阴煎为宜。

治嗳之法，若脾肾虚寒，命门不暖，阴邪不降，则寒滞上焦而痞满嗳气者，理阴煎加减治之。

（十）吞酸

治吞酸吐酸，当辨虚实之微甚，年力之盛衰。实者可治其标，虚者必治其本。若虚在阴分，下焦不暖，而水邪上泛为酸者，宜用理阴煎最妙。

呕吐清水，古法以二术、二陈汤，或六君子汤，本皆正治之法。然余尝治水泛为饮者，觉自脐下上冲而吐水不竭，以理阴煎治之，其妙如神，故此三方皆宜酌用。

（十一）反胃

治反胃之法，当辨其新久，及所致之因，虚在中焦，或水泛为痰者，宜金水六君煎主之。

虚在下焦，而朝食暮吐，或食入久而反出者，其责在阴，非补命门以扶脾土之母，则火无以化，土无以生，亦犹釜底无薪，不能腐熟水谷，终无济也。宜六味回阳饮，或人参附子理阴煎，或右归饮之类主之。此屡用之妙法，不可忽也。

（十二）噎膈

治噎膈之法，凡气血俱虚者，宜五福饮及十全大补汤。阴虚于下者，宜左归饮、大营煎。阴中之阳虚者，宜右归饮加当归，或右归丸、八味地黄丸之类，皆治本之法也。

噎膈便结者，但察其无火无滞，而止因血燥阴虚者，宜五福饮或大营煎，加酒洗肉苁蓉二三钱同煎服。如果气血未至甚损，而下焦胀闭之甚者，则不得不为暂通，轻则玉烛散，甚者择他方。

（十三）嘈杂

脾胃虚寒嘈杂者，必多吞酸，或兼恶心，此皆脾虚不能运化滞浊而然，勿得认为火证，妄用寒凉等药。若寒痰停蓄胸膈，或为胀满少食而为嘈杂者，宜和胃二陈煎。若脾肾阴分虚寒，水泛为饮，作酸嘈杂者，宜理阴煎，或金水六君煎。

（十四）秘结

阳结证，必因邪火有余，以致津液干燥。此或以饮食之火起于脾，或以酒色之火炽于肾，或以时令之火蓄于脏，凡因暴病，或以年壮气实之人，方有此证。然必有火证火脉，内外相符者，方是阳结。治此者，又当察其微甚。邪结微者，宜《元戎》四物汤、玉烛散之类主之。火盛水亏，阴虚而燥者，宜丹溪补阴丸、人参固本丸，或六味地黄加黄柏、知母、麻仁之类主之。

阴结证，但察其既无火证，又无火脉，或其人喜热恶冷，则非阳证可知。然既无邪，何以便结不通？盖此证有二，则一以阳虚，一以阴虚也。凡下焦阳虚则阳气不行，阳气不行则不能传送而阴凝于下，此阳虚而阴结也。下焦阴虚则精血枯燥，精血枯燥，则津液不到而肠脏干槁，此阴虚而阴结也。故治阳虚而阴结者，但益其火，则阴凝自化，宜右归饮、大补元煎、大营煎之类主之，或以人参、当归数钱煎汤，送右归、八味等丸俱妙。治阴虚而阴结者，但壮其水，则泾渭自通，宜左归饮、左归丸、当归地黄饮、五福饮、六味地黄丸之类主之。二者欲其速行，宜于前法中各加肉苁蓉二三钱，以酒洗去咸，同煎服之，其效尤速。然此等证候，其来有渐，但初觉时，便当加意调理，自无不愈。若待气血俱败，则最难为力，而徒归罪于药之不效，亦何其不智也。以上阴结一证，虽气血之分自当如此，然血虚者，亦必气有不行；气虚者，岂曰血本无恙？大都虚而兼热者，当责其血分；虚而兼寒者，当责其气分，此要法也。第今之世人，但知有热秘，而不知有冷秘，所以《局方》有半硫丸、海藏有己寒丸之类，皆治此之良剂，所当察也。若欲兼温兼补，似不若八味地黄丸及理阴煎之属为更妙。

大便本无结燥，但连日或旬日欲解不解，或解止些须而不能通畅，及其既解，则仍无干硬，凡此数者，皆非火证，总由七情、劳倦、色欲，以致阳气内亏不能化行，亦阴结之属也。此当详察脾肾，辨而治之。病在肾者宜治下焦，以右归饮、大补元煎、八味地黄汤之类主之。

老人便结，大都皆属血燥。盖人年四十而阴气自半，则阴虚之渐也。此外则愈老愈衰，精血日耗，故多有干结之证。治此之法无他，惟虚者补之，燥者润之而尽之矣。然亦当辨其虚实微甚及有火无火，因其人而调理之可也，凡润燥等剂，如导滞通幽汤、《卫生》

润肠丸、《元戎》四物汤之类，皆可选用。

四、肝胆病证

（一）黄疸

阴黄证，多由内伤不足，不可以黄为意，专用清利。但宜调补心脾肾之虚，以培血气，血气复则黄必尽退……若六味丸、八味丸、五福饮、理阴煎，及左归、右归、六味回阳等饮，皆阴中之阳虚者所宜也。

（二）胁痛

胁痛，外感证，若元气本虚，阴寒外闭，邪不能解而胁痛畏寒者，非大温中饮不可。

内伤肝胆，若肝肾亏损，胁肋作痛，头眩心跳身痛，或妇人经水不调，经后作痛者，补肝散。

内伤虚损，胁肋疼痛者。房劳过度，肾虚羸弱之人，多有胸胁间隐隐作痛，此肝肾精虚，不能化气，气虚不能生血而然。凡人之气血，犹源泉也，盛则流畅，少则壅滞，故气血不虚则不滞，虚则无有不滞者。倘于此证，不知培气而但知行滞通经，则愈行愈虚，鲜不殆矣。惟宜左归饮、小营煎及大补元煎之类主之。或微有滞者，用补肝散亦可。若忧思过度，耗伤心脾气血，病有如前者，宜逍遥饮、三阴煎、七福饮之类主之。若以劳倦，过伤肝脾气血而病如前者，宜大营煎、大补元煎之类主之。

（三）积聚

凡脾肾不足，及虚弱失调之人，多有积聚之病。盖脾虚则中焦不运，肾虚则下焦不化，正气不行，则邪滞得以居之。若此辈者，无论其有形无形，但当察其缓急，皆以正气为主。虚在肝肾者，宜理阴煎、肾气丸之类酌而用之。此所谓养正积自除也。其或虚中有滞者，则不妨少加佐使。

（四）疟疾

治疟当辨寒热，寒胜者即为阴证，热胜者即为阳证。盖有素禀之寒热，有染触之寒热，然必其表里俱有热邪，方是火证。若疟至则热，疟止则退，而内无烦热闭结等证，则不得以火证论治。若内外俱有火证而邪有不散者，一柴胡饮主之。

疟有寒证，若寒甚热少，脉迟而兼背恶寒，或多呕恶泄泻者，必用大温中饮。

若阴虚血液不充而邪不能解者，病在肝肾精分，宜补阴益气煎。此证极多，其效尤捷。若发时其寒如冰，其热如烙，而面赤如脂，渴欲饮水，而热退即不渴者，以六味地黄汤加柴胡、芍药、肉桂，大剂一服即可愈。若元气虚寒之甚，阳不胜阴而邪不能解者，大温中饮。若元气虚甚，或衰老积弱者，则不必兼用攻邪，只当以正气为主，但使元气不败则邪气无有不服，宜大补元煎或十全大补汤之类主之，而又惟休疟饮为最妙。

疟疾屡散之后，取汗既多而病不能止者，必以过伤正气而正不胜邪，则虽止微邪犹然不息，但使元气之虚者一振，散者一收，则无不顿然愈矣，宜三阴煎、五福饮，或小营煎、休疟饮主之。若有微寒者，宜大营煎。若微有火者，宜一阴煎。若多汗不收者，宜五阴煎之类主之。

疟疾久不能愈者，必其脾肾俱虚，元气不复而然。若邪气已尽而疟有不止者，则当专补元气，以八珍汤、十全大补汤，或大补元煎之类主之。若肾阴不足而精不化气者，宜理阴煎最效。若阴邪凝滞而久不愈者，宜于前药加姜、桂、附子。

疟作而呕吐恶食者，若虚寒连及命门，火不生土而作呕者，宜理阴煎、右归饮之类主之。

疟疾因劳辄复，连绵不已者，此脾肾虚证。盖肾主骨，肝主筋，脾主四肢，气弱不胜劳苦，所以即发，但补脾肝肾，使其气强则愈，如十全大补汤、八珍汤，皆可酌用。

若寒湿伤脾而疟痢并作者，宜温胃饮加柴胡，或胃关煎加柴胡亦妙。

凡似疟非疟之病，虽有往来寒热，而时作时止，本非疟之类也。凡大病后，或产后，或虚损，俱有此证。经曰：阳虚则外寒，阴虚则内热。阴气上入阳中则恶寒，阳气下入阳中则恶热。故凡无外邪而病为寒热者，必属虚证。但虚有阴阳之异，而阳虚者必多寒，阴虚者必多热。阳虚者宜补其阳，如十全大补汤加姜、桂、附子之类，此皆人所易知也。惟阴虚之证则最不易辨，盖阴中之水虚者，阴虚也；阴中之火虚者，亦阴虚也。如其津液枯燥，精血耗伤，表里上下，俱多烦热等证，此阴中之水虚也，治宜壮水以配阳，如一阴煎、六味地黄汤或加减一阴煎之类主之。其有倏热往来，或面赤如脂而腹喜热饮，或上热如烙而下冷如冰，或喉口大热而大便不实，此其证虽若热而脉必细微，或虽洪大而浮空无力者，是皆阳气无根而孤浮于上，此阴中之火虚也。治宜益火之本，使之归原，如海藏八味地黄丸或右归饮之类主之。假热退则真寒见，自可因证而治之也。

五、肾系疾病

（一）肿胀

脾胃虚寒，中气不健，而三焦胀满者，是为气虚中满。其为证也，必多吞酸嗳腐，恶食恶寒，或常为溏泻，而别无火证火脉者，必属脏寒，此所谓脏寒生满病也，惟宜温补。寒在下焦者，宜理阴煎、八味地黄汤之类主之。

第凡病肿胀者，最多虚证，若在中年之后，及素多劳伤，或大便溏滑，或脉息弦虚，或声色憔悴，或因病后，或因攻击太过，而反致胀满等证，则皆虚损之易见者也。诸如此类，使非培补元气，速救根本，则轻者必重，重者必危矣。若肾虚兼痰者，宜金水六君煎。若虚在肝肾者，宜六味地黄汤。若肾虚兼寒者，宜理阴煎，或八味地黄丸，甚者加减《金匮》肾气汤主之。若以虚证而妄行消伐，则百不活一矣。其有果以少壮停滞，或肝强气逆，或时气亢害为邪者，方可直攻其病，但辨之宜详，不可忽也。

凡水肿等证，乃脾、肺、肾三脏相干之病。盖水为至阴，故其本在肾；水化于气，故其标在肺；水惟畏土，故其制在脾。今肺虚则气不化精而化水，脾虚则土不制水而反克，肾虚则水无所主而妄行，水不归经则逆而上泛，故传入于脾而肌肉浮肿，传入于肺则气息喘急。虽分而言之，而三脏各有所主，然合而言之，则总由阴胜之害，而病本皆归于肾。《内经》曰：肾为胃关，关门不利，故聚水而从其类也。然关门何以不利也？经曰：膀胱者，州都之官，津液藏焉，气化则能出矣。夫所谓气化者，即肾中之气也，即阴中之火也。阴中无阳，则气不能化，所以水道不通，溢而为肿。故凡治肿者必先治水，治水者必先治气，若气不能化，则水必不利，惟下焦之真气得行始能传化，惟下焦之真水得位始能分清。求古治法，惟薛立斋先生加减《金匮》肾气汤，诚对证之方也，余屡用之，无不见效。此虽壮水之剂，而实即脾、肺、肾三脏之正治也。何也？盖肾为先天生气之源，若先天元气亏于下，则后天胃气失其本，而由脾及肺，治节所以不行，是以水积于下，则气壅于上，而喘胀由生，但宜峻补命门，使气复元，则三脏必皆安矣。今论其方：如所用桂、附，以化阴中之阳也，熟地、山药、牛膝，以养阴中之水也；茯苓、泽泻、车前子，以利阴中之滞也。此能使气化于精，即所以治肺也；补火生土，即所以治脾也；壮水通窍，即所以治肾也。此方补而不滞，利而不伐，凡病水肿于中年之后，及气体本弱者，但能随证加减用之，其应如响，诚诸方之第一，更无出其上者。

凡素禀阳盛，三焦多火，而病为水肿者，其证必烦渴喜冷，或面赤便结，或热而喘嗽，或头面皆肿，或脉见滑实，此湿热相因，阴虚之证也；凡辛香燥热等剂，必所不堪，宜用六味地黄汤加牛膝、车前、麦冬之类，大剂与之。其有热甚者，宜加减一阴煎加茯苓、泽泻、车前、牛膝之类主之。其有虚中挟实，胸膈不清，宜加陈皮、白芥子之类佐之。其有生平不宜熟地者，则单用生地亦可。但此等壮水等剂，必十余服后，方可望效，若先因克伐致虚者，其效尤迟，慎毋欲速，自求伊戚也。

（二）阳痿

命门火衰，精气虚寒而阳痿者，宜右归丸、赞育丹之类主之。若火不甚衰，而止因血气薄弱者，宜左归丸、斑龙丸、全鹿丸之类主之。

凡因思虑惊恐，以致脾肾亏损而阳道痿者，必须培养心脾，使胃气渐充，则冲任始振，而元可复也，宜七福饮之类主之。然必大释怀抱，以舒神气，庶能奏效。否则徒资药力无益也。其有忧思恐惧太过者，每多损抑阳气，若不益火，终无生意，宜七福饮加桂、附、枸杞之类主之。

凡肝肾湿热，以致宗筋弛纵者，亦为阳痿，治宜清火以坚肾，然必有火证火脉，内外相符者，方是其证。宜滋阴八味丸，或丹溪大补阴丸、虎潜丸之类主之。火之甚者，如滋肾丸之类俱可用。

（三）癃闭

气闭证，当分虚实寒热而治之。有痰气逆滞不通者，即以二陈汤、六安煎之类探吐之。有气实血虚而闭者，用四物汤探吐之。

凡气虚而小便闭者，必以素多斫丧，或年衰气竭者，方有此证，正以气有不化，最为危候，不易治也。然凡病此者，必其有渐，但觉小便短少，或便时费力，便当留心速治，若待其剧，恐无及也。但治此者，亦当辨其脏气之寒热。若素无内热之气者，是必阳虚无疑也。或病未至甚，须常用左归、右归、六味、八味等汤丸，或壮水以分清，或益火以化气，随宜用之，自可渐杜其源。若病已至甚，则必用八味丸料，或加减《金匮》肾气汤大剂煎服，庶可挽回。或疑桂、附辛热不敢轻用，岂知下元阳气亏甚，得寒则凝，得热则行，舍此二者，更有何物可以直达膀胱而使水因气化也？若素禀阳脏内热，不堪温补，而小便闭绝者，此必真阴败绝，无阴则阳无以化，水亏证也，治宜补阴抑阳，以化阴煎之类主之。

久服桂、附之属，以致水亏阳亢而小便不通者，宜解毒壮水，以化阴煎之类主之。甚者，以黄连解毒汤加分利滋阴等药亦可，然尤惟绿豆饮为解毒之神剂。其有因久服阳药，作用过多，火本不盛，单由水亏者，非六味地黄汤大剂滋之不可也。

怀妊之妇，每有小便不通者，此以胎气下陷，尿孔被压而然，多以气虚不能举胎所致，宜八珍汤之类主之。

（四）关格

关格证，凡兼阳脏者必多热，宜一阴煎、左归饮、左归丸之类主之。兼阴脏者必多寒，宜大营煎、右归饮、右归丸之类主之。若不热不寒，脏气本平者，宜五福饮、三阴煎及大补元煎之类主之。

（五）遗精

先天素禀不足，元阳不固，每多遗滑者，当以命门元气为主，如左归、右归、六味、八味等丸，或五福饮、固阴煎之类随宜用之，或《经验》秘真丹亦可酌用。

过服寒凉冷利等药，以致阳气不固，精道滑而遗泄不止者，速当温补脾肾，宜右归丸、八味地黄丸之类主之。

（六）遗尿

肝肾阳气亏败，则膀胱不藏，而水泉不止，此其咎在命门，宜右归饮、大补元煎、六味回阳饮，甚者以四维散之类主之，或加固涩为佐亦可，或用《集要》四神丸，或八味地黄丸去泽泻亦可用。

凡睡中遗溺者，此必下元虚寒，所以不固，宜大菟丝子丸之类主之。

凡因恐惧辄遗者，此心气不足，下连肝肾而然，宜大补元煎之类主之。

六、 气血津液病证

（一）郁证

怒郁之治：若怒后逆气既散，肝脾受伤，而致倦怠食少者，宜大营煎之类调养之。

思郁之治：凡妇人思郁不解，致伤冲任之源，而血气日亏，渐至经脉不调，或短少渐闭者，宜逍遥饮，或大营煎。若思虑过度，以致遗精滑泄及经脉错乱，病在肝肾不固者，宜固阴煎。若思郁动火，以致崩淋失血，赤带内热，经脉错乱者，宜保阴煎。若思郁动火，阴虚肺热，烦渴，咳嗽见血，或骨蒸夜热者，宜四阴煎，或一阴煎酌宜用之。若生儒蹇厄，思结枯肠，及任劳任怨，心脾受伤，以致怔忡健忘，倦怠食少，渐至消瘦，或为膈噎呕吐者，宜七福饮。

忧郁内伤之治：若忧思伤心脾，以致气血日消，饮食日减，肌肉日削者，宜五福饮、七福饮，甚者大补元煎。

（二）汗证

阳证自汗或盗汗者，但察其脉证有火，或夜热烦渴，或便热喜冷之类，皆阳盛阴虚也，宜当归六黄汤为第一，保阴煎亦妙。其或阴分虽有微火而不甚者，宜一阴煎或加减一阴煎之类主之。其有心火不宁，烦躁出汗者，宜朱砂安神丸、天王补心丹之类主之。

阴证自汗或盗汗者，但察其内无火邪，又无火脉，便是气虚阴证，皆不可妄用凉药以败阳气。若止因气虚而火未衰者，宜三阴煎之类主之。若气虚火衰之甚者，宜大补元煎、六味回阳饮之类主之。

诸病误治，有不当汗而妄汗，或虽当汗而汗之太过者，皆汗多亡阳之证，是亦阴证之属，当察其虚之微甚。微虚者，宜三阴煎、五阴煎之类主之；大虚者，非大补元煎、六味回阳饮之类不可。

（三）虚损

阳虚者多寒，非谓外来之寒，但阳气不足，则寒生于中也，若待既寒，则阳已败矣。而不知病见虚弱，而别无热证者，便是阳虚之候，即当温补元气，使阳气渐回，则真元自复矣。盖阳虚之候，多得之愁忧思虑以伤神，或劳役不节以伤力，或色欲过度而气随精去，或素禀元阳不足而寒凉致伤等，病皆阳气受损之所由也。欲补阳气，惟辛甘温燥之剂为宜，万勿兼清凉寒滑之品，以残此发生之气，如生地、芍药、天麦门冬、沙参之属，皆非所宜，而石斛、玄参、知、柏、芩、连、龟胶之类，则又切不可用。若气血俱虚者，宜大补元煎，或八珍汤，或十全大补汤。五脏俱虚，宜平补者，五福饮。命门阴分不足者，左归饮、左归丸。命门阳分不足者，右归饮、右归丸。脾肾阴分虚寒，诸变不一者，理阴煎。三焦阳气大虚者，六味回阳饮。血虚寒滞者，五物煎。

虚损夜热，或午后发热，或喜冷便实者，此皆阴虚生热，水不制火也，宜加减一阴煎。若火在心肾，而惊悸失志者，宜二阴煎。若外热不已，而内不甚热，则但宜补阴，不可清火，宜一阴煎，或六味地黄汤。其有元气不足，而虚热不已者，必用大补元煎，庶乎久之自愈。

虚损咳嗽，虽五脏皆有所病，然专主则在肺、肾。盖肺为金脏，金之所畏者，火也，金之化邪者，燥也，燥则必痒，痒则必嗽，正以肾水不能制火，所以克金，阴精不能化气，所以病燥，故为咳嗽、喘促、咽痛、喉疮、声哑等证。凡治此者，只宜甘凉至静之剂，滋养金水，使肺肾相生，不受火制，则真阴渐复，而嗽可渐愈。火盛者，宜四阴煎加减主之。火微者，宜一阴煎、六味地黄汤，或左归饮。兼受风寒而嗽者，宜金水六君煎。

虚损吐血者，伤其阴也，故或吐或衄，所不能免，但当察其有火无火，及火之微甚而治之。凡火之盛者，以火载血上，而脉证之间自有热证可辨。若阴虚而兼微火者，宜保阴煎，或清化饮，或加减一阴煎主之。血止即当养血，不宜过用寒凉也。若无实火而全属伤阴，则阴虚水亏，血由伤动而为吐为衄者，此宜甘纯养阴之品，以静制动，以和治伤，使阴气安静得养，则血自归经，宜一阴煎、六味地黄汤，或小营煎之类主之。若阴虚连肺而兼嗽兼血者，宜四阴煎加减主之。若因劳役，别无火证，心、脾、肾三阴受伤而动血者，宜五阴煎、五福饮、六味地黄丸之类主之。若阴虚于下，格阳于上，六脉无根而大吐大衄者，此火不归原，真阳失守而然，宜右归饮加减主之，或八味地黄汤亦可。此惟思虑劳倦过伤者，多有此证。若因劳倦而素易呕泻，多有脾不摄血，而为吐血下血者，宜六味回阳饮大加白术主之，万不可用凉药。若大吐大衄，而六脉细脱，手足厥冷，危在顷刻，而血犹不止者，速宜用镇阴煎，其血自止。若血脱至甚，气亦随之，因至厥逆昏愦者，速当益气以固生机，宜六味回阳饮，若再用寒凉即死。总之，失血吐血，必其阴分大伤，使非加意元气，培养真阴，而或专用寒凉，则其阴气愈损，血虽得止，而病必日败矣。

（四）劳倦内伤

凡因劳倦而无外感者，或身虽微热，而脉见缓大无力，全不紧数，或懒言嗜卧，或身常有汗，此即劳发之证，自与外感之头疼、脉紧、筋骨酸痛者不同，治宜以补养为主，气复则愈。虚在阴分者，三阴煎、五阴煎，或大小营煎。若血气俱虚者，五福饮、八珍汤，或十全大补汤。

劳倦感邪，以致伤寒、发热、头痛身痛，凡脉紧邪盛者，不得不从解散治之。若外邪兼火者，一柴胡饮。若气血微虚者，三柴胡饮，或四柴胡饮。其有虚甚而邪不易解者，宜理阴煎，或大温中饮，所不可缓也。

（五）三消干渴

上消善渴，中消善饥。虽曰上消属肺，中消属胃，然总之火在中上二焦者，亦无非胃火上炎而然，但当微为分别以治之。若水亏于下，火炎于上，有不得不清者，宜玉女煎，或加减一阴煎之类主之。

下消证，小便淋浊，如膏如油，或加烦躁耳焦，此肾水亏竭之证，古法用六味地黄丸之类主之，固其宜矣。然以余观之，则亦当辨其寒热滑涩，分而治之，庶乎尽善。若淋浊如膏，兼热病而有火者，宜补而兼清，以加减一阴煎，或补阴丸、大补阴丸，或六味地黄丸加黄柏、知母之类主之。若下消而兼涩者，宜补宜利，以六味地黄丸之类主之。若下焦淋浊而全无火者，乃气不摄精而然，但宜壮水养气，以左归饮、大补元煎之类主之。若火衰不能化气，气虚不能化液者，犹当以右归饮、右归丸、八味地黄丸之类主之。若下焦无火而兼滑者，当以固肾补阴为主，宜固阴煎之类主之。

（六）血证

火盛逼血妄行者，或上或下，必有火脉火证可据，乃可以清火为先，火清而血自安矣。宜芩、连、知、柏、玄参、栀子、童便、犀角、天花粉、生地、芍药、龙胆草之属择而用之。

血虚之治有主者，宜熟地、当归、枸杞、鹿胶、炙甘草之属。

血有虚而微热者，宜凉补之，以生地、麦冬、芍药、沙参、牛膝、鸡子清、阿胶之属。

血有虚而滞者，宜补之活之，以当归、牛膝、川芎、熟地、醇酒之属。

治血之剂，古人多以四物汤为主，然亦有宜与不宜者。盖补血行血无如当归，但当归之性动而滑，凡因火动者忌之，因火而嗽，因滑而湿者，皆忌之。行血散血无如川芎，然川芎之性升而散，凡火载血上者忌之，气虚多汗，火不归源者，皆忌之。生血凉血无如生地，敛血清血无如芍药，然二物皆凉，凡阳虚者非宜也，脾弱者非宜也，脉弱身凉，多呕便溏者，皆非宜也。故凡四物汤以治血者，不可不察其宜否之性。

吐血咯血，凡因劳损而气虚脉静，或微弦无力，既非火证，又非气逆，而血有妄行者，此真阴内损，络脉受伤而然，惟用甘醇补阴培养脉络，使营气渐固而血自安矣。宜一阴煎、左归饮、六味地黄汤、小营煎之类，酌宜用之。若虚在气分者，宜五福饮或大补元煎为最佳。此等证候，最忌寒凉，亦忌行散，皆非虚损所宜也。

吐血咯血，凡兼口渴咽痛，躁烦喜冷，脉滑便实，小水赤热等证，此水不济火，阴虚阳胜而然。治当滋阴壮水，微佐清凉，宜二阴煎、四阴煎，或加减一阴煎、生地黄饮子之类，察其脏气，随宜用之。若热不甚者，唯一阴煎、左归饮，或六味地黄汤之类为宜。凡此证候，大忌辛温，如芎、归、芪、术、杜仲、补骨脂、香附、砂仁、姜、桂之属，皆所当避。

吐血全由火盛而逼血上行者，宜察火之微甚。火微者，宜《局方》犀角地黄汤或清化饮主之。火暴盛而根本无伤者，宜抽薪饮、徒薪饮，成黄连解毒汤、三黄丸之类主之。若胃火热甚而烦热作渴，头痛，脉滑，气壅，而吐血不止者，宜白虎汤或抽薪饮。若胃火炽盛而兼阴虚水亏者，宜玉女煎。若阳明实热之甚而兼便结，腹胀，气壅不降者，宜《拔萃》犀角地黄汤之类主之。然此证不多见，必审知的确，乃可用之，毋孟浪也。凡属火证，皆宜童便。

怒气伤肝，动肝火则火载血上，动肝气则气逆血奔，所以皆能呕血。凡肝火盛者，必有烦热脉证。宜芍药、生地黄、丹皮、栀子、泽泻、芩、连之属，降其火而血自清。若肝气逆者，必有胸胁痛满等证，宜芍药、生地黄、青、陈、枳壳、贝母、泽泻之属，行其气而血自清。其有病虽因怒，而或逆气已散者，不得再加行散以伤真气。或肝火已平，勿得过用苦寒再损元阳。且凡肝气为邪，每多侮土，故常致脾胃受伤及营血失守等证。若察其无胀无火，脉虚神困而血妄行者，此其病伤在脾，治当专理中气，宜五阴煎、五福饮之类主之。或兼火不生土，则理阴煎之属皆不可少，勿谓始因怒气而专意伐肝也。

忧思过度，损伤心脾，以致吐血咯血者，其病多非火证。或常见气短气怯，形色憔悴，或胸怀郁然，食饮无味，或腹虽觉饥而不欲食，或神魂惊困而卧不安，是皆中气亏损不能收摄所致，速宜救本，不得治标，惟五福饮、五阴煎之类为宜。其或气陷而稍滞者，宜归脾汤。若阳分不足者，宜理阴煎之类主之。若素多劳倦思虑，或善呕吐，或善泄泻而忽致吐血下血者，此脾虚不能摄血，非火证也，宜六味回阳饮大加白术主之，切不可用清寒等药。

格阳失血之证，多因色欲劳伤过度，以致真阳失守于阴分，则无根虚火浮泛于上，多见上热下寒，或头红面赤，或喘促躁烦而大吐大衄，失血不止。但其六脉细微，四肢厥逆，或小水清利，大便不实者，此格阳虚火证也。速宜引火归原，用镇阴煎或八味地黄汤之类，则火自降而血自安矣。若用寒凉，阳绝则死。

咳血、嗽血，皆从肺窍中出，虽若同类，而实有不同也。盖咳血者少痰，其出较难；嗽血者多痰，其出较易。咳而少痰者，水竭于下，液涸于上也，亦名干嗽。嗽而多痰者，水泛于上，血化为痰也，亦谓之白血。此二者之治，虽皆宜壮水补阴，凡一阴煎、四阴煎、六味地黄汤之类，皆必用之药也。

凡阴虚生火等证，多以真阴受伤，水亏而然，此其所重在阴，不当在火，若治火太过，则未免脾肾俱败，必致不救，此所以虚火宜补也。且常有过服天冬、生地之类，致伤胃气，不能生金而不愈者；又有妄用黄柏、知母之属，愈损真阴，遏绝生气而不复者，此又伤而复伤，则尤为脾、肺、肾三阴亏损之害。故凡欲壮水补阴者，无如一阴煎、左归饮，或五阴煎、五福饮、大补元煎、六味地黄丸等方，斯为最妥。其有火本无根，化元失守，或误用寒凉而病及脾肺，则有以寒在上焦而为呕恶，为短气，为眩晕者；有以寒在中焦而为膨满，为痰涎，为饮食不运者；有以寒在下焦而为溏泄，为腹痛，为小水不化，为足寒膝冷等证，则理阴煎，或右归饮、右归丸、八味地黄丸之类，皆当随证随脏择而用之，勿谓见血者多是肺受热邪，而但知滋阴降火，则必多为人害矣。

衄血之由，内热者多在阳明经，治当以清降为主。微热者，宜生地、芍药、天冬、麦冬、玄参、丹参，或《局方》犀角地黄汤、生地黄饮子、麦门冬散之类主之。热甚者，宜芩、连、栀、柏，或茜根散、抽薪饮、加减一阴煎；若兼头痛、口渴者，宜玉女煎、白虎汤之类主之。或阳明热极，下不通而火壅于上者，宜《拔萃》犀角地黄汤之类，通其下而上自愈。

衄血虽多由火，而惟于阴虚者为尤多，正以劳损伤阴，则水不制火，最能动冲任阴分之血。但察其脉之滑实有力及素无伤损者，当作火治如前，若脉来洪大无力，或弦，或芤，或细数无神而素多酒色内伤者，此皆阴虚之证，当专以补阴为主。若有微火者，自当兼而清之，以治其标。若虽见虚热而无真确阳证，则但当以甘平之剂温养真阴，务令阴气完固，乃可拔本塞源，永无后患，如一阴煎、三阴煎、左归饮、六味地黄汤之类，皆必用之剂。如兼气虚者，则五福饮、五阴煎之属，皆当随意用之。

衄血有格阳证者，以阴亏于下而阳浮于上，但察其六脉细微，全无热证，或脉见浮虚豁大，上热下寒而血衄不止，皆其证也，治宜益火之源。古有八味地黄汤，乃其对证之剂，余复有镇阴煎之制，其效尤捷。盖此证不惟内伤者有之，即伤寒者亦有之，然必其素多斫丧，损及真阴者，乃见此证。

肾水不足，口不臭，牙不痛，但齿摇不坚，或微痛不甚，而牙缝时多出血者，此肾阴不固，虚火偶动而然，但宜壮肾，以六味地黄丸、左归丸之类主之。或其阳虚于下而虚火上浮者，宜八味丸、小安肾丸之类主之。

劳损之渐者，必初因酒色劳伤过度，以致痰中或见血丝，此则本于肝、脾、肾经。当于未咳未嗽之先速为调理，宜生地、熟地、天冬、麦冬、枣仁、茯神、茜根、贝母、甘草之属主之。

清晨初起时，每于痰中有淡紫凝血，或块或片，常见数口者，此多以操心动火，或多思郁，或由过饮，但无咳嗽发热等证，即不足虑，此不过致动络血而然，惟天王补心丹，或二阴煎之类最所宜也。

尿孔之血，其来近者，出自膀胱。其证尿时必孔道涩痛，小水红赤不利，此多以酒色欲念致动下焦之火而然。常见相火妄动，逆而不通者，微则淋浊，甚则见血。经曰：胞移热于膀胱则癃而尿血，即此证也。治宜清利膀胱之火，以生地、芍药、牛膝、山栀、黄柏、知母、龙胆草、瞿麦、木通、泽泻等剂。

精道之血，必自精宫血海而出于命门。盖肾者主水，受五脏六腑之精而藏之，故凡劳伤五脏，或五志之火致令冲任动血者，多从精道而出。然何以辨之？但病在小肠者，必从尿出；病在命门者，必从精出，凡于小腹下精泄处觉有酸痛而出者，即是命门之病，而治之法亦与水道者不同。盖水道之血宜利，精道之血不宜利；涩痛不通者亦宜利，血滑不痛者不宜利也。若果三焦火盛者，惟宜清火凉血为主，以生地、芍药、丹皮、地骨、茜根、栀子、槐花及芩、连、知、柏之类主之，或约阴丸、约阴煎俱可用。若肾阴不足而精血不固者，宜养阴养血为主，左归饮或人参固本丸之类主之。若心气不定，精神外驰，以致水火相残，精血失守者，宜养心安神为主，以天王补心丹之类主之。若脾肺气虚下陷，不能摄血而下者，宜人参养营汤、举元煎之类主之。

下血因火者，宜清热为主，惟约营煎最佳。

酒毒湿热结蓄大肠下血者，宜约营煎之类主之。

脾胃气虚而大便下血者，其血不甚鲜红，或紫色，或黑色，此阳败而然，故多无热证，而或见恶心呕吐。盖脾统血，脾气虚则不能收摄，脾化血，脾气虚则不能运化，是皆血无所主，因而脱陷妄行，速宜温补脾胃，以十全大补汤之类主之。

若微陷而兼火者，宜东垣加减四物汤主之。若气大虚而大陷者，宜举元煎主之。

（七）痰饮

脾胃之痰，有虚有实，凡脾土湿胜，或饮食过度，别无虚证而生痰者，此乃脾家本病，但去其湿滞而痰自清，宜二陈汤为主治，或六安煎之类，皆可择而用之。若脾气微虚，不能制湿，或不能运化而为痰者，其证必食减神倦，或兼痞闷等证，宜金水六君煎。肝肾伤则水液妄行，或痰饮起自脐下，直冲而上，此脾肾俱伤，命门土母之病也。虽八味地黄丸乃其正治，然无如理阴煎，其效更如神也，或加白术、陈皮亦可。

肾经之痰，水泛为痰者也，无非虚证。有以肿胀而生痰者，此水入脾经，谓之反克。脏平者，宜六味地黄丸、左归饮之类主之；脏寒者，宜理阴煎、加减《金匮》肾气丸、八味地黄丸之类主之。有以虚损而生痰者，此水亏金涸，精不化气，气不化精而然，使不养阴以济阳，则水气不充，痰终不化，水不归原，痰必不宁，宜以左归、右归、六味、八味等丸，酌其寒热而用之。若阴火乘肺，津液干枯，或喉痛，或烦热，或喜冷，或便实，必察其真有火邪而痰嗽不已者，宜四阴煎、一阴煎之类加减主之；若火本非真，则但宜纯补，庶保万全也。

风寒之痰，以邪自皮毛内袭于肺，肺气不清，乃致生痰，是即伤寒之类，但从辛散，其痰自愈，宜六安煎之类主之。若血气兼虚者，不得单用消耗，宜金水六君煎主之。若伤寒见风而兼发热嗽痰者，宜金水六君煎加柴胡亦妙。

七、 肢体经络病证

（一）腰痛

腰痛之虚证，十居八九，但察其既无表邪，又无湿热，而或以年衰，或以劳苦，或以酒色斫丧，或七情忧郁所致者，则悉属真阴虚证。凡虚证之候，形色必清白而或见黧黑，脉息必和缓而或见细微，或以行立不支而卧息少可，或以疲倦无力而劳动益甚。凡积而渐至者皆不足，暴而痛甚者多有余，内伤禀赋者皆不足，外感邪实者多有余，故治者当辨其所因。凡肾水真阴亏损，精血衰少而痛者，宜当归地黄饮，及左归丸、右归丸为最。

腰痛之表证，凡风寒湿滞之邪伤于太阳、少阴之经者皆是也。

若风寒在经，其证必有寒热，其脉必见紧数，其来必骤，其痛必拘急兼酸而多连脊背，此当辨其阴阳，治从解散。凡阳证多热者，宜一柴胡饮之类主之。

腰痛有寒热证，寒证有二，热证亦有二。凡外感之寒，宜温散如前，或用热物熨之亦可；若内伤阳虚之寒，治宜温补如前。热有二证，若肝肾阴虚、水亏火盛者，治当滋阴降火，宜滋阴八味煎，或用四物汤加黄柏、知母、黄芩、栀子之属主之。

跌仆伤而腰痛者，此伤在筋骨而血脉凝滞也，四物汤加桃仁、红花、牛膝、肉桂、延胡索、乳香、没药之类主之。若血逆之甚而大便闭结不通者，宜《元戎》四物汤主之，或外以酒糟、葱、姜捣烂罨之，其效尤速。

妇人以胎气、经水损阴为甚，故尤多腰痛脚酸之病，宜当归地黄饮主之。

（二）痉证

痉证凡因汗因泻者，其气必虚。微虚者，宜三阴煎、五福饮之类主之。大虚而脉见沉细，阴胜者，宜大营煎、大补元煎、十全大补汤之类主之。

痉证多汗者，宜三阴煎主之。阳气大虚汗出，或亡阳者，宜大补元煎之类主之。若汗出兼火，多热躁者，宜当归六黄汤主之。

痉因泄泻者，宜胃关煎主之。泻止而痉者，宜大营煎、五福饮之类主之。

痉有兼火者，必脉见洪滑，证见烦热，宜一阴煎或加减一阴煎主之。若火盛之甚，以致阴血涸燥者，不得不先去其火，宜清化饮、保阴煎、玉女煎之类主之。

痉有表邪未解者，当察其邪之微甚及证之阴阳。若身有微热，脉不紧数者，此微邪也，只补正气，其邪自散，宜五福饮之类主之。若表邪未解，阴虚无汗身热者，宜补阴益气煎主之。若阳气大虚，阴极畏寒，邪不解而痉者，宜大温中饮主之。

（三）痿证

凡痿证，若阴虚兼热者，宜《正传》加味四物汤，或丹溪补阴丹、滋阴八味丸之类主之。若绝无火证，而止因水亏于肾，血亏于肝者，则不宜兼用凉药，以伐生气，惟鹿角胶丸为最善，或加味四斤丸、八味地黄丸之类，俱可择用。

八、 杂病

（一）风痹

痹证，若以风胜而兼微火者，宜大秦艽汤或九味羌活汤之类主之。

风痹之证，大抵因虚者多，因寒者多。惟血气不充，故风寒得以入之；惟阴邪留滞，故经脉为之不利，此痛痹之大端也，惟三气饮及大防风汤之类方能奏效。凡治痹之法，惟此为最。其有宜酒者，即以三气饮浸酒服之亦妙，法见本方。或用易老天麻丸亦可。

（二）伤寒

伤寒之宜凉散者，以其外热里亦热，必脉证俱阳，而烦渴喜冷，及元气强实者，乃可兼凉兼散，宜一柴胡饮为先，或九味羌活汤，皆可酌用。

伤寒之宜兼补兼散者，以营卫不足，血气不充也。用药如用兵，兵进而粮饷不继则兵覆，攻病而元气不继则病覆。故治虚邪之宜散者，必当先本后末，此其最要者也。若脾胃气血不足而邪热不解者，宜五柴胡饮。若寒邪深入而阴中阳气不足，或背恶寒者，必难散解，非理阴煎不可。若中气大虚大寒，身热恶寒，或大便溏泻而表邪不能解者，非大温中饮不可。

凡用补之法，但察其胸膈何如。若胸腹多滞者未可补，年壮气实者未可补。若气本不实而胸腹无滞，则放胆用之。又若内无热邪而素宜用温，其或气有难行者，则必兼暖胃而后可。盖补得暖而愈行，邪得暖而速散，切不可杂用消耗寒凉，以分温补之力。其或初感寒邪，但见脉证真虚，邪不易散等证，则人参、熟地之类，开手便当速用，愈早愈妙，若或迟疑，则纵寇深入，反成难制。此治虚邪最善之法也。余用此法，活人多矣。

伤寒精血素弱，或阴中阳气不足，脉细弱而恶寒者，必须大助真阴，则阳从阴出，而表邪自可速解，惟理阴煎加柴胡、麻黄之类，或随证加减用之为最妙。若伤寒于七日八日之后，脉数无力，神昏气倦，或躁扰不宁，散之不可，清之不可，而邪不能解者，只宜理阴煎大剂与之，真回生神剂也。若气血俱虚而邪不能解，只宜平补者，以五福饮为主，而随证加减用之，或大补元煎，或六物煎，或十全大补汤皆可用。若寒邪陷入阴分，血虚不能外达，而当升散者，宜补阴益气煎。若阴虚发热，面赤口渴，烦躁，脉浮洪无力者，宜六味地黄汤大剂与之，一服可愈。

伤寒发热而命门阳虚，或恶寒，或身痛，或呕，或痢，脉弱气虚而表不能解者，必用大温中饮，或理阴煎。若伤寒一二日，邪在太阳，或在少阴，背恶寒而表不解者，宜附子理阴煎。若风寒在表，阴寒在里，外为身热而内则泻痢不能止，或见呕恶，或腹因痢痛者，此其中气下泄，则外邪益陷，必不能解，宜速用胃关煎或大温中饮。凡患伤寒，有阴阳大虚，元气将败而邪不能解者，非六味回阳饮不可。然但有大虚大寒之意，即当用此，若待其败，恐无及矣。凡阴盛格阳，内真寒而外假热者，其证必头红面赤，或干渴舌焦，或口疮喉痛，或烦喘狂躁，或身热如火，或见虚斑而蚊迹遍身，或发阴黄而溺如金汁，虽其外有此证，而脉则微弱不鼓，且或为呕恶，或为泄泻，或背腹畏寒，或气短似喘，或昏睡无知，或惊惶惧怯，或虽热不渴，或言虽谵妄而气促声微，或身虽躁狂而举动无力，禁之则止，是皆内虚外实，真寒假热之证，须用理阴煎，或六味回阳饮、大温中饮、八味地黄汤之类，大剂与之，庶可保全。若虚火上浮，喉痛热躁，不能热饮者，用井水浸药冷与饮之。此用假寒之味以解上焦之假热，真热之性以救下焦之真寒，回阳起死，真神妙之法也。其有血气本虚，用补相便，然温补既多，而病日昏愦，且见烦热难愈者，此其阳邪独亢，阴气不至，而虚中有热也，但改滋阴，以犀角地黄汤加黄芩、麦冬，或一柴胡饮加知母之类。此十补一清之法，一剂即效，其妙如神。医中圆活，最宜知此。

若伤寒邪在太阳，发热头痛，脉洪大，表邪未解而内热又甚者，宜一柴胡饮。若伤寒热入血室，吐衄斑黄及血热血燥，不能作汗而邪不解者，宜《局方》犀角地黄汤；热甚者，宜《良方》犀角地黄汤。若热邪闭结血分，大便不通而邪不能解者，宜《拔萃》犀角地黄汤。若少阴水亏，阳明火盛，热渴失血，牙痛便结，脉空作喘而邪不能解者，宜玉女煎。若暑月时行瘟疫，表里俱热，宜清宜解者，羌活升麻汤。冷水禀天一之性，甘而不苦，故大能清热解烦，滋阴壮水。凡火盛水涸，大渴便结，营卫热闭不能作汗者，最宜用之。虽虚证不可用，然亦有当用者，但察其喉口热极，唇舌干焦，大便秘结不通而大渴喜冷者，此阴虚水亏证也，不妨与人参、熟地、桂、附、干姜之属，相间并用，借以滋阴，其功不小。

若伤寒热邪传里而血虚秘结，腹胀作痛，邪不能解者，宜玉烛散。

凡阴毒寒邪直中三阴者，此即伤寒类所谓直中阴经之阴证也。其于仓卒受寒，以致身冷战栗，或四体拘挛，或心肠疼痛，或口噤失音，昏迷厥逆，或吐泻蜷卧，脉来微细，或沉紧无神者，皆其证也。切不可妄用风药，再散其气，但速宜温中，则寒邪自散，轻则理中汤、温胃饮，甚则大温中饮，或附子理阴煎之类主之。

寒中太阴，则中脘疼痛，宜理中汤、温胃饮；寒中少阴，则脐腹疼痛，宜归气饮；寒中厥阴，则少腹疼痛，宜归气饮。

禀赋素弱，多有阳衰阴胜者，此先天之阳气不足也。或斫丧太过，以致命门火衰者，此后天之阳气失守也。其证则未冷先寒，或手足清厥，或身为寒栗，或脾胃不健，或肚腹不实，或小水频数，或阳道不壮，或每多恐畏，或眼目少神，是皆阳虚生寒也，治宜温补元气。其微者，宜五君子煎、理阴煎、六气煎之类，择而用之；其甚者，宜大补元煎、右归饮、右归丸、六味回阳饮、海藏八味地黄丸之类主之。

治五脏之热，当察微甚。如心经之微热者，宜二阴煎、天王补心丹、导赤散之类，皆可随证酌用；其热甚者，如《直指》黄芩汤，及犀角地黄汤，皆其类也。肺经微热者，宜加减一阴煎、《正传》麦门冬汤之类主之。肝经微热者，宜化肝煎、保阴煎；热甚者，宜加味龙胆泻肝汤。脾胃微热者，清化饮。肾经微热者，一阴煎、滋阴八味丸；热甚者，正气汤、丹溪大补阴丸。肾虚兼胃火者，玉女煎；热甚者，大分清饮、化阴煎择而用之。

寒邪郁伏经络而为寒为热，此似疟非疟之类也，治法虽宜表散，然邪气得以久留者，必其元气之虚而正不胜邪也，故凡治此者，皆当以兼补血气为主。若火盛血燥而寒热不已者，一柴胡饮。若因劳倦，或气体本弱，或肝脾不足而邪有不净者，五柴胡饮。若阳邪陷入阴分，微兼内热而邪有不解者，补阴益气煎。若病久元气大虚而寒热不退者，但当单培元气，不必兼散，宜五福饮，或大补元煎、理阴煎之类。察其阴阳，择而用之。若果阳虚，非用温补不可。

（三）暑证

阴暑证，凡暑月外感风寒，以致阴邪抑遏阳气，而病为发热头痛，肢体拘急酸疼，无汗恶寒，脉紧等证，此即伤寒之属，治以解散为主，宜正柴胡饮、小柴胡汤，或一、二、三、四柴胡饮之类，酌其寒热虚实，随宜用之。若寒邪在表未解而六脉微细，背冷恶寒，或呕恶泄泻，内无热证者，此正伏阴在内而邪不易解，虽在暑月，亦速宜温中，如理阴煎、大温中饮之类，皆宜速用，不可疑也，亦不可迟也。

阴暑证，凡内伤生冷，致损胃气，而病为腹痛、泄泻、呕吐者，治宜以温中散寒为主。若吐泻已甚，脾肾兼伤，而痛连小腹二阴，或成痢者，宜胃关煎、理阴煎，或九气丹之类主之。若表中寒邪，内伤生冷，表里俱病者，宜兼治之，以和胃饮加柴胡，或温胃饮加柴胡，或新方诸柴胡饮，察虚实而用之。古方用大顺散为温中之总治，亦何足以尽之也。

凡中暑热者，人皆知为阳证，而不知阳中有阴也。盖外中热邪而内亦热者，此表里俱热，方是阳证，治宜清补如前。若内本无热而因热伤气，但气虚于中者，便有伏阴之象，故凡治暑热之证，最当辨其阴阳虚实。若兼微呕恶寒者，宜加煨姜与人参等分主之。再其甚者，则五福饮、理阴煎之类，皆当随宜用之。

（四）火证

治实火诸法：凡微热之气，惟凉以和之，宜二阴煎，或加减一阴煎之类，酌宜用之。

郁热之火，宜散而解之。若郁热在经而为痈疽、为疮疹者，宜芍药蒺藜煎，或当归蒺藜煎之类主之，或于本门求法治之。此皆火郁发之之谓也。

虚火之与假热，其气皆虚，本或相类，然阴阳偏胜亦有不同。如阴虚生热者，此水不足以济火也，治当补阴，其火乃息，宜一阴煎、左归饮、左归丸、六味地黄丸之类主之，此所谓壮水之主也。如寒极生热，而火不归原，即阴盛隔阳，假热证也，治宜温补血气，其热自退，宜理阴煎、右归饮、大补元煎、六味回阳饮之类主之。此所谓益火之源也，又曰温能除大热也。凡假热之证，以肾阴大虚，则阳无所附而浮散于外，故反多外热，此内真寒外假热也，若非峻补真阴，何以复其元气？元气不复，则必由散而尽矣。但外热既甚，多见口疮舌裂、喉干咽痛、烦渴喜冷等证，而辛热温补之剂，难以入口，故薛立斋治韩州同之劳热，以加减八味丸料一斤，内肉桂一两，煎五六碗，用水浸冰冷与服，此法最善，余因效之，尝以崔氏八味丸料，或右归饮，用治阴虚假热，伤寒及劳热烦渴等证，服后顿退而虚寒悉见，乃进温补，无不愈者，此真神妙法也。

实火宜泻，虚火宜补，固其法也。然虚中有实者，治宜以补为主，而不得不兼乎清，如加减一阴煎、保阴煎、天王补心丹、丹溪补阴丸之类是也。若实中有虚者，治宜以清为主，而酌兼乎补，如清化饮、徙薪饮、大补阴丸之类是也。

泻火诸药：生地、麦冬清肝肺，凉血中之火；熟地黄、当归、枸杞、山茱萸滋心肾不交，阴分无根之火。

（五）湿证

寒湿证，凡诸病湿而全无热脉热证者，便多寒湿之属。盖水之流湿，本缘同气，惟湿中有火，则湿热熏蒸，而停郁为热；湿中无火，则湿气不化，而流聚为寒。故凡病内湿等证者，多属气虚之人，气属阳，阳虚则寒从中生，寒生则湿气留之。此阴阳之性，理出自然，有不必外中于湿而后为之湿也。此之变病，惟肿胀、泄泻、痰饮、呕吐等证多有之。病之微者，宜温、宜利、宜燥，如六味地黄丸之类是也；病之甚者，必用温补，俟阳气渐复，则阴邪始退，如八味丸、胃关煎、薛氏加减《金匮》肾气汤之类，皆当随证加减用之。

（六）脚气

湿热内蒸，致成脚其者，多因酒食不节，其证必烦热多渴，脉见滑数，二便或多不利，治宜利湿清火为主。若湿热下壅，足胫肿痛不消者，防己饮加减治之。

脚气有虚证。凡脾胃肝肾之脉，皆出于足，邪之易入，多有乘虚，故肝虚则筋病，肾虚则骨病，脾虚则肌肉病，胃虚则宗筋病。或以劳欲不节，或以酒湿太过，或以病后失调，凡内有亏损而外有脚气者，无非虚证。此当以调补为主，而兼察四气以治之。若肝肾阴虚，感触四气，而瘫痪顽木，半身不遂，脚膝无力，遍体疼痛者，神应养真丹，或《三因》四斤丸，或虎骨酒，或八味地黄汤。若脾胃大虚，阴寒在下，阳气不行而病脚气者，附子八味汤。若精血不足，阴虚于下，气不归精，而脚气上逆冲心者，地黄汤。若脾胃虚寒，兼风湿外邪而成脚气者，追毒汤。若脚气以脾肾虚寒而兼咳嗽气逆呕吐者，兼补厚朴汤。

（七）疝气

疝遇色欲而发者，是必阴虚之属。若阴虚兼动相火者，宜以六味地黄汤加黄柏、知母、山栀、茴香、川楝之类主之。若阴虚无火，或兼寒痛精虚者，宜理阴煎，或八味地黄汤加茴香、枸杞之类主之。

疝久者必多虚证，或以元气本虚而偶患者，亦有虚证，或不耐劳苦而微劳即发者，亦有虚证，当以脉证辨之。凡治虚疝，当察其虚在阴分，或在阳分。阴虚者，轻则暖肝煎、八味地黄汤，甚则理阴煎、补阴益气煎之类，酌而用之。若阳虚至甚者，必用桂、附、椒、姜，或以六味回阳饮之类主之。

（八）脱肛

泻痢不止而滑脱者，胃关煎，或加乌梅、北五味、文蛤、木香之属以佐之。脾虚下陷而脱者，宜举元煎。阴虚肝肾不足而下陷者，补阴益气煎。阴中阳虚而脱者，理阴煎，或大补元煎。然必真有火证火脉，方可酌用寒凉。若非实火，则大忌苦寒，以防其沉降败脾也。若妇人产后用力太过，肛门脱出者，宜六物煎加升麻。若湿热下坠，疼痛脱肛，甚者，抽薪饮、大分清饮；微者，约营煎。

（九）疬气

疬疮生虫者，以五方风邪翕合，相火制金，金衰不能平木，所以化虫。内食五脏，而证则见于外也。宜用升麻汤送泻青丸，或桦皮散以清肺肝之邪。外灸承浆，以疏阳明、任脉，则风热息而虫不生矣。若肝经虚热者，佐以加味逍遥散、六味地黄丸。

（十二）诸虫

凡诸虫之中，惟蛔虫最多，其逐治之法总若前条。然旋逐旋生，终非善策，欲杜其源，必须温养脾胃，脾胃气强，虫自不生矣。故凡逐虫之后，或于未逐之先。若欲调补脾肾，则如理阴煎之属，皆所宜也。凡治虫之法，或攻或补，自有缓急先后之宜，所当详辨，不可任意忽略也。

第二节　五官科卷

一、面部

面目虚浮，有因色欲过度，阴虚气越而致者，宜六味地黄汤，或八味地黄汤，或加减八味丸；若因劳倦伤脾，气虚不敛而面目虚浮者，宜十全大补汤；若因泻痢不止，脾肾气虚而面目浮肿者，宜胃关煎。

二、口舌

口疮口苦，凡三焦内热等证，宜甘露饮、徒薪饮主之。火之甚者，宜凉膈散、玄参散主之。胃火盛者，宜竹叶石膏汤、三黄丸之类主之。若心火肝火之属，宜龙胆泻肝汤之类主之。多酒湿热口糜，宜导赤散之类主之。若劳伤心脾兼火者，宜二阴煎之类主之。若思虑谋为不遂，肝胆虚而口苦者，宜七福饮、理阴煎之类主之。凡口疮六脉虚弱，或久用寒凉不效者，必系无根虚火，宜理阴煎之类反治之。

　　舌苔舌黑，虽云火证，然实火、虚火皆能为之，凡治此者，但当察脉证，以虚实为主，而再以辨色之法参之，庶可无误。盖实热之黑，必兼红紫干渴，或多芒刺。若沉黑少红而带润滑者，本非实热证也。若其六脉细弱而形困气倦，则又最为虚候，是必寒水乘心，火不归原之病，此不救本，而但知治标，则万无一生矣。此之治法，凡里热未甚而表散有未解者，宜柴胡诸饮之类以解其表；里邪热甚者，宜犀角地黄汤之类以清其内，此治实热之法也。若阴虚火盛而兼有表邪未解者，宜补阴益气煎之类，兼表里而治之。若形气病气俱不足，寒水乘心而虚阳不敛者，必用理阴煎，或大补元煎之类以单救其里，自可保其无虞。此治虚火之法也。

三、眼目

　　火证眼目赤痛，或肿或涩，或羞明胀闷，火之微者，宜黄芩黄连汤之类主之。若阴虚而火盛者，宜加减一阴煎、泻白散、滋阴地黄丸之类主之。若久病不已，或屡发而多火者，宜明目羊肝丸，或固本还睛丸之类主之。

　　真阴不足，本无火证，而但目视无光及昏黑倦视等证，悉由水亏血少而然，宜济阴地黄丸、左归丸之类主之。或兼微火者，宜明目地黄丸、固本还睛丸之类主之。若阴中之阳虚者，宜大补元煎、左归饮、人参养营汤、十全大补汤之类主之。

四、耳证

　　火盛而耳鸣耳闭者，当察火之微甚及体质之强弱而清之降之，兼阴虚者，宜加减一阴煎、清化饮之类主之。

　　虚闭证，凡十二经脉皆有所主，而又惟肝肾为最。若老年衰弱及素禀阴虚之人，皆宜以大补元煎，或左归、右归丸、肉苁蓉丸，或十全大补汤之类主之。若忧愁思虑太过而聋者，宜平补镇心丹之类主之。

五、声喑

风寒袭于皮毛，则热郁于内，肺金不清而闭塞喉窍，咳嗽甚而声喑者，宜金水六君煎之类以散之。

火邪侵肺，上焦热甚而声喑者，宜四阴煎汤主之。心火盛者，二阴煎。

虚损为喑者，凡声音之病惟此最多，当辨而治之。凡色欲伤阴，病在肾者，宜六味丸、八味丸、左归丸、右归丸、人参平肺汤、大补元煎之类主之，或兼肺火者，宜一阴煎、四阴煎、人参固本丸之类择而用之；凡大惊大恐，猝然致喑者，肝胆受伤也，宜七福饮、五福饮、平补镇心丹之类主之；凡饥馁疲劳，以致中气大损而为喑者，其病在脾，宜理阴煎、补阴益气汤之类主之；凡忧思过度，致损心脾而为喑者，宜七福饮之类主之；凡病人久嗽声哑者，必由元气大伤，肺肾俱败，但宜补肺气，滋肾水，养金润燥，其声自出，或略加诃子、百药煎之类，兼收敛以治其标，务宜先本后末，庶可保全。若见其假热而过用寒凉，或见其痰盛而妄行消耗，则未有一免者矣。

六、咽喉

阴虚喉痹，其证亦内热口渴喉干，或唇红颊赤，痰涎壅盛，然必尺脉无神，或六脉虽数而浮软无力。但察其过于酒色，或素禀阴气不足，多倦少力者，是皆肾阴亏损，水不制火而然。火甚者，宜滋阴八味煎、加减一阴煎之类主之；火微而不喜冷物，及大便不坚，小便不热者，宜六味地黄汤、一阴煎之类主之；若因思虑焦劳，兼动心火者，宜二阴煎主之。

格阳喉痹，由火不归原，则无根之火客于咽喉而然，其证则上热下寒，全非火证。凡察此者，但诊其六脉微弱，全无滑大之意，且下体绝无火证，腹不喜冷，即其候也。盖此证必得于色欲伤精，或泄泻伤肾，或本无实火而过服寒凉，以伤阳气者，皆有此证。速宜用镇阴煎为上，八味地黄汤次之，或用蜜附子含咽亦妙。若再用寒凉，必致不救。

七、齿牙

肾虚牙齿不固，或摇动，或脆弱浮突者，虽宜以补肾为主，然亦当辨其寒热。凡左归丸、六味丸，可壮肾中之阴；右归丸、八味丸，可补肾中之阳，须通加骨碎补丸服尤妙。若齿牙浮动脱落，或牙缝出血，而口不臭，亦无痛者，总属阴中之阳虚，宜安肾丸之类主之。

第三节　妇科卷

一、月经类

（一）血热经早

若微火阴虚而经多早者，治宜滋阴清火，用保阴煎之类主之。所谓经早者，当以每月大概论。所谓血热者，当以通身藏象论。勿以素多不调，而偶见先期者为早；勿以脉证无火，而单以经早者为热。若脉证无火，而经早不及期者，乃其心脾气虚，不能固摄而然，宜大营煎、大补丸煎，或五福饮加杜仲、五味子之类主之。此辈极多，若作火治，必误之矣。若一月二三至，或半月，或旬日而至者，此血气败乱之证，当因其寒热而调治之，不得以经早者并论。

（二）血热经迟

血热者经期常早，此营血流利及未甚亏者多有之。其有阴火内烁，血本热而亦每过期者，此水亏血少，燥涩而然。治宜清火滋阴，以加味四物汤、加减一阴煎、滋阴八味丸之类主之。

（三）血寒经迟

凡阳气不足，血寒经迟者，色多不鲜，或色见沉黑，或涩滞而少，其脉或微或细，或沉迟弦涩，其脏气形气必恶寒喜暖。凡此者，皆无火之证，治宜温养血气，以大营煎、理阴煎之类加减主之。

（四）血虚经乱

女人血虚者，或迟或早，经多不调。此当察脏气，审阴阳，详参形证脉色，辨而治之，庶无误也。盖血虚之候，或色淡，或涩少，或过期不至，或行后反痛，痛则喜暖喜按，或经后则困惫难支，腰膝如折，或脉息则微弱弦涩，或饮食素少，或形色薄弱。凡经有不调，而值此不足之证，皆不可妄行克削，及寒凉等剂，再伤脾肾，以伐生气，则惟有日甚矣。凡肝脾血虚，微滞微痛者，宜四物汤主之，或加肉桂，或加黄芩，随寒热而用之，自无不可。三阴亏弱，无热无寒，平脏者，宜六物煎之类主之，此常人最宜之剂，或八珍汤、十全大补汤之类，皆宜择用。三阴亏弱兼阳虚者，宜大营煎、理阴煎之类主之。忧思过度，心脾受伤者，七福饮、归脾汤之类主之。脾土虚陷，不能统摄营气，而为漏为频者，宜五福饮主之。肝虚不能藏血，或多惊惕，或多小腹急痛，宜三阴煎、补肝散之类主之。若阴血虚，水不制火，而邪火盛者，或为夜热盗汗，或为烦渴生痰，是即劳损之渐，速宜调治，用一、二、三、四、五阴等煎，择宜治之，否则恐成血枯也。

（五）肾虚经乱

妇人因情欲房室，以致经脉不调者，其病皆在肾经，此证最多，所当辨而治之。若或欲火炽盛，以致真阴日溃者，宜保阴煎、滋阴八味丸之类主之。若房室纵肆不慎者，必伤冲任之流，而肾气不守，治须峻固命门，宜固阴煎之类主之。若左肾真阴不足，而经脉不调者，宜左归饮、左归丸、六味地黄丸之类主之。若右肾真阳不足，而经有不调者，宜右归饮、右归丸、八味地黄丸之类主之。

（六）经期腹痛

若血热血燥，以致滞涩不行而作痛者，宜加味四物汤，或用保阴煎去续断加减主之。

凡妇人经行作痛，挟虚者多，全实者少。即如以可按拒按及经前经后辨虚实，固其大法也。然有气血本虚而血未得行者，亦每拒按，故于经前亦常有此证，此以气虚血滞，无力流通而然。但察其形证脉息，凡涉虚弱不足，而经滞作痛者，惟用决津煎、五物煎加减主之。若痛在经后者，多由血虚，当用大小营煎，随宜加减治之，或四物、八珍俱可用，然必察其寒热虚实以为佐使，自无不效。其有余滞未行者，惟决津煎为妙。凡妇人但遇经期则必作痛，或食则呕吐，肢体困倦，或兼寒热者，是必素禀气血不足，止宜八珍汤、大营煎之类。若虚而寒甚者，宜理阴煎，渐加培补，久必自愈。有因带浊多而虚痛者，亦宜大、小营煎，随其寒热，加佐使主之。

（七）崩漏

治崩淋经漏之法，若阴虚血热妄行者，宜保阴煎、加减一阴煎；若血热兼滑者，宜保阴煎、槐榆散、生地黄汤；若肝经怒火动血者，加味四物汤；若肝经怒火动血，逆气未散者，保阴煎加减主之；若血有滞逆而妄行者，四物汤；若营气不足，血不能调而妄行者，五福饮、四物汤、八珍汤，择宜用之；若脾气虚陷，不能收摄而脱血者，寿脾煎、归脾汤、四君子加芎、归，再甚者，举元煎。若脾肾虚寒，兼呕兼溏泻而畏寒者，理阴煎主之。若脾肾阴气不固者，固阴煎、五阴煎主之。若肝胆气虚，不能藏血者，必多惊恐畏怯，宜五福饮、七福饮、八珍汤主之。若腥臭清寒，脉细者，多寒，必须温补。其或久病则精去无穷，尾闾易竭，非大加培补不可，惟固阴煎及十全大补汤之类为宜。

崩淋之病，有暴崩者，有久崩者。暴崩者，其来骤，其治亦易；久崩者，其患深，其治亦难。且凡血因崩去，热必渐少，少而不止，病则为淋。此等证候，未有不由忧思郁怒，先损脾胃，次及冲任而然者。崩淋既久，真阴日亏，多致寒热咳嗽，脉见弦数或豁大等证。此乃元气亏损、阴虚假热之脉，尤当用参、地、归、术甘温之属，以峻培本源，庶可望生。但得胃气未败，受补可救；若不能受补，而日事清凉，以苟延目前，则终非吉兆也。

妇人于四旬外，经期将断之年，多有渐见阻隔，经期不至者，当此之际，最宜防察。若果气血和平，素无他疾，此固渐止而然，无足虑也。若素多忧郁不调之患，而见此过期阻隔，便有崩决之兆。若隔之浅者，其崩尚轻，隔之久者，其崩必甚，此因隔而崩者也。当预服四物、八珍之类以调之，否则恐其郁久而决，则为患滋大也。若其既崩之后，则当辨其有火无火。有火者，因火逼血，宜保阴煎主之。无火者，因隔而决，或其有滞，当去其故而养其新，宜调经饮先以理之。然后各因其宜，可养则养，用小营煎；可固则固，用固阴煎之类主之。

（八）热入血室

妇人伤寒，或劳役，或怒气，发热，适遇经行，以致热入血室，或血不止，或血不行，令人昼则明了安静，夜则谵语如见鬼状者是也。若热因外邪，由表而入者，宜良方黄龙汤加生地，酌而用之。若或怒或劳，火由内生，其人多汗而无表证者，宜保阴煎、清化饮、当归六黄汤之类加减主之。若病虽渐愈，但元气素弱，而热有未退，血未止者，宜补阴益气煎。血气俱弱者，宜十全大补汤，庶无误矣。

二、胎孕类

（一）安胎

胎气有寒而不安者，其证或吞酸吐酸，或呕恶胀满，或喜热畏凉，或下寒泄泻，或脉多沉细，或绝无火证，而胎有不安者，皆属阳虚寒证，但温其中而胎自安矣，宜用理阴煎之类加减主之。亦当以平素之脏气，察其何如，酌而用之。

胎气有热而不安者，其证必多烦热，或渴或躁，或上下不清，或漏血溺赤，或六脉滑数等证，宜凉胎饮、保阴煎之类主之。

胎气有虚而不安者，最费调停。然有先天虚者，有后天虚者，胎元攸系，尽在于此。先天虚者，由于禀赋，当随其阴阳之偏，渐加培补，万毋欲速，以期保全。后天虚者，由于人事，凡色欲劳倦，饮食七情之类，皆能伤及胎气。治此者，当察其所致之由，因病而调，仍加戒慎可也。然总之不离于血气之虚，皆当以胎元饮为主。若心脾气虚于上者，宜逍遥饮之类主之。若肝肾不足于下者，宜左归饮、右归饮、固阴煎主之。若气血俱虚者，宜五福饮、八珍汤、十全大补汤之类主之。

（二）恶阻

凡恶阻多由胃虚气滞，然亦有素本不虚，而忽受胎妊，则冲任上壅，气不下行，故为呕逆等证。及三月余而呕吐渐止者，何也？盖胎元渐大，则脏气仅供胎气，故无暇上逆矣。若肝肾阳虚作呕者，宜理阴煎主之。

（三）胎气上逼

如脾虚而气不行者，宜四君子汤，甚者八珍汤。若脾气虚而兼寒者，宜五君子煎。若脾肾虚寒不行者，宜理阴煎。

（四）胎漏

妊娠血热而漏者，保阴煎、清化饮择而用之。怒动肝火漏血者，保阴煎主之。脾肾兼虚者，五阴煎主之。三焦气血俱虚者，五福饮、七福饮之类主之。偶因伤触动血者，五福饮、安胎散主之。冲任气虚，不能约制，血滑易动者，固阴煎主之。

（五）妊娠卒然下血

若火盛迫血妄行者，当察其火之微甚。火之微者，凉胎饮；稍甚者，徙薪饮；再甚者，保阴煎。若怒气伤肝，气逆血动而暴至者，宜保阴煎。若触损胎气，胞宫受伤而血下者，宜安胎散；去血多者，倍加人参。若从高坠下，伤动胎气而下血者，宜益母地黄汤、安胎散。若血虚微热，漏血尿血者，续断汤。以上诸动血证，若去血未多，血无所积，胎未至伤而不止者，宜凉则凉，宜补则补，惟以安之固之为主治。若血已离位，蓄积胞宫，为胀为痛，而余血未出者，欲与留之，有不可得，欲去其血而不伤营气，则惟四物汤大加当归为最宜也。若察其胎气已动，势有难留，则五物煎、决津煎皆切要之药。

（六）数堕胎

凡胎孕不固，无非气血损伤之病，盖气虚则提摄不固，血虚则灌溉不周，所以多致小产。故善保胎者，必当专顾血虚，宜以胎元饮为主而加减用之，其次则芍药芎归汤，再次则泰山盘石散，皆有夺造化之功，所当酌用者也。又凡胎热者血易动，血动者胎不安，故堕于内热而虚者，亦常有之。若肝肾虚而血热者，宜凉胎饮。

三、产育类

（一）滑胎

妊娠滑胎之法，惟欲其坐草之期易而且速，而难易之由，则在血之盈虚，不在药之滑利。盖血多则润而产必易，血亏则涩而产必难，故于未产之前，但宜以培养气血为主，而预为之地，如四物汤、滑胎煎、五福饮、小营煎、八珍汤之类，即皆滑胎之要药。若不知此而过用滑利等物，或产期未近，无火无滞而妄用清火行气、沉降苦寒等药，必皆暗残营气，走泄真阴，多致血亏气陷，反为临期大害。

（二）催生

凡妊娠胎元完足，弥月而产，熟落有期，非可催也。所谓催生者，亦不过助其血气而利导之耳。直待临期，乃可用滑胎煎，随证加减主之。或经日久产，母困倦难生，俱宜服滑胎煎，以助其气血，令儿速生。

（三）胞破产难

凡产妇胎未顺而胞先破者，其因有二：盖一有母质薄弱，胞衣不固，因儿转动，随触而破者，此气血之虚也。一有儿身未转，以坐草太早，用力太过，而胞先破者，此举动之伤也。若胞破久而水血干，产路涩则儿难下，宜急用大料四物汤，或五物煎、滑胎煎、五福饮之类，助其气血，并浓煎葱汤熏洗产户，使其暖而气达，则自当顺下。若持久力乏，血已耗涸，则甚危矣。当用八珍汤料一斤，益母草四两，水数碗煎熟，不时饮之，亦有得生者。

（四）胞衣不出

胞衣不出，有以气血疲弱，不能传送而停阁不出者。其证但见无力，而别无痛胀，治当补气助血，宜速用决津煎或滑胎煎、保生无忧散、《局方》黑神散之类主之。……若气血兼虚者，亦惟决津煎为善。

（五）气脱血晕

血晕之证，本由气虚，所以一时昏晕，然血壅痰盛者亦或有之。如无胀痛气粗之类，悉属气虚，宜八珍汤之类主之。

（六）产门不开不闭

交骨不开，产门不闭，无非阴气不足，阴不足则气不达，所以不开，不开则产必艰难，宜加味芎归汤，补而开之，大有奇效，或十全大补汤亦可。

产门不闭，由阴气大虚，不能收摄，或由阴火下流而然，故或为阴挺突出，或为肿胀，或为淋涩不禁。若气血俱虚者，宜十全大补汤加五味子，补而敛之。若暴怒伤肝动火者，龙胆泻肝汤主之。

（七）小产

凡妇人年及中衰，胎元无力，则常有胎不能长，及多小产昏晕之患，此气血衰败而然。血气既衰，则凡于小产之后，多有胎既落而复又下坠，如更有一胎欲产者，此非胎也，乃因气虚而胞宫随胎下陷也。产母不知，必至惊慌，此无足虑，但以寿脾煎，或八珍、十全大补之类主之，则自安矣。

四、产后类

（一）产后腹痛

凡新产之后，多有儿枕腹痛者，摸之亦有块，按之亦微拒手，故古方谓之儿枕，皆指为胞中之宿血，此大不然。夫胎胞俱去，血亦岂能独留？盖子宫蓄子既久，忽尔相离，血海陡虚，所以作痛。胞门受伤，必致壅肿，所以亦若有块，而实非真块。肿既未消，所以亦颇拒按。治此者但宜安养其脏，不久即愈，惟殿胞煎为最妙，其次则四神散、五物煎皆极佳者。

有母体本虚而血少者，即于产时亦无多血，此辈尤非血滞。若有疼痛，只宜治以前法，或以大、小营煎，黄雌鸡汤主之。

凡新产之后，其有阳气虚弱而寒从中生，或寒由外入，以致心腹作痛，呕吐不食，四肢厥冷者，宜九蜜煎，或理阴煎主之。

产后恶露不尽，留滞作痛者，亦常有之。然此与虚痛者不同，必其由渐而甚，或大小便不行，或小腹硬实作胀，痛极不可近手，或自下上冲心腹，或痛极牙关紧急，有此实证，当速去其血。近上者，宜失笑散；近下者，宜通瘀煎、夺命丹、回生丹。如或未效，当用决津煎为善。

产后有脾虚、肾虚而为腹痛者，此不由产而由脏气之不足。若肾气虚寒，为泻为痢，而兼腹痛者，宜胃关煎、理阴煎之类主之。

（二）产后发热

产后有外感发热者，盖临盆之际，多有露体用力，无暇他顾，此时或遇寒邪，则乘虚而入，感之最易。若见头疼身痛，憎寒发热，或腰背拘急，脉见紧数，即产后外感证也。然此等外感，不过随感随病，自与正伤寒宿感者不同，故略加解散即自痊，可勿谓新产之后不宜表散，但当酌其虚实而用得其宜耳。凡产后感邪，气不甚虚者，宜三柴胡饮。若气虚脾弱而感者，宜五柴胡饮。若肝、脾、肾三阴不足而感者，宜补阴益气煎。若虚寒之甚者，宜理阴煎。若产妇强壮，气实而感者，宜正柴胡饮。若兼内火盛而外邪不解者，宜一柴胡饮。

产后有阴虚发热者，必素禀脾肾不足，及产后气血俱虚，故多有之。其证则倏忽往来，时作时止，或昼或夜，进退不常，或精神困倦，怔忡恍惚。但察其外无表证，而脉见弦数，或浮弦豁大，或微细无力，其来也渐，非若他证之暴至者，是即阴虚之候。治当专补真阴，宜小营煎、三阴煎、五阴煎之类，随宜主之。若阴虚兼火而微热者，宜一阴煎。若阴虚兼火之甚而大热者，宜加减一阴煎。若阴虚火盛，热而多汗者，宜当归六黄汤。若阴中之阳虚，火不归原而热者，宜大营煎、理阴煎、右归饮之类主之。若血虚，阳不附阴，烦热作渴者，宜人参当归汤。若气血俱虚，发热烦躁，面赤作渴，宜八珍汤、十全大补汤。若热甚而脉微者，宜急加桂、附，或认为火，则祸在反掌。

产后有去血过多发热者，其证必烦渴短气，头痛头晕，闷乱内热，是亦阴虚之属，宜人参当归汤主之。

（三）产后乍寒乍热

产后乍寒乍热，总由血气虚损，阴阳不和而然。若阳胜则乍热，阴胜则乍寒。凡阴胜而寒多者，宜增损四物汤、理阴煎。若阳胜而热多者，宜四物汤、三阴煎。若阳气陷入阴中而乍寒乍热者，宜补阴益气煎。若阴阳俱虚而寒热者，宜八珍汤、十全大补汤。

（四）蓐劳

蓐，草荐也。产妇坐草艰难，以致过劳心力，故曰蓐劳，此即产后劳倦也。其证则或为寒热如疟，或头疼自汗，或眩晕昏沉，或百节疼痛，或倦怠喘促，饮食不甘，形体虚羸之类，皆其候也，悉当以培补元气为主。若初产后蓐劳困倦，惟猪腰汤为妙，或用黄雌鸡汤、白茯苓散。若气血俱虚者，宜五福饮、十全大补汤。若兼外邪发热者，宜补阴益气煎。若兼外邪发热而中寒背恶寒者，宜理阴煎，详加减法治之。若兼阳虚内寒者，宜理阴煎。若阳盛阴虚兼内热者，宜五福饮加芍药、黄芩、地骨皮之类，随宜用之。

（五）产后喘促

产后喘急有二，乃一以阴虚之极，一以寒邪在肺。盖产后既以大虚，焉得气实而喘？若肺无寒，续见喘促者，此以血去阴虚，孤阳无主，故气穷短促而浮脱于上，此实肝肾不接，无根将脱之兆，最为危候。经曰：肝苦急，急食甘以缓之。正此类也，惟贞元饮为治此之神剂。若气虚兼寒者，宜大补元煎或理阴煎。若风寒外感，邪气入肺而喘急者，此必气粗胸胀，或多咳嗽，自与气短似喘、上下不接者不同，治当以疏散兼补为主，宜金水六君煎。

（六）产后恶露不止

产后恶露不止，若因血热者，宜保阴煎、清化饮。有伤冲任之络而不止者，宜固阴煎加减用之。若气血俱虚而痰血津津不已者，宜大补元煎或十全大补汤。若怒火伤肝而血不藏者，宜加味四物汤。

（七）产后发痉

产后发痉，乃阴血大亏证也。其证则腰背反张，戴眼直视，或四肢强劲，身体抽搐。在伤寒家虽有刚痉、柔痉之辨，然总之则无非血燥血枯之病，而实惟足太阳与少阴主之。盖膀胱与肾为表里，肾主精血，而太阳之脉络于头目项背，所以为病若此。若其所致之由，则凡如伤寒误为大汗以亡液，大下以亡阴，或溃疡、脓血、大泄之后，乃有此证。故在产后，亦惟去血过多，或大汗大泻而然，其为元气亏极、血液枯败也可知。凡遇此证，速当察其阴阳，大补气血，用大补丸煎，或理阴煎，及十全大补汤之类，庶保其生。若认为风痰而用发散消导等剂，则死无丸矣。

（八）产后大便秘涩

产后大便秘涩，以其失血亡阴，津液不足而然，宜济川煎加减主之，及后立斋法俱妙。立斋曰：前证若计其日期，饮食已多，即用药通之，祸在反掌之间矣。若去血过多，用十全大补汤。血虚火燥，用加味四物汤。气血俱虚，用八珍汤。虽数日不通，饮食如常，腹中如故，仍用八珍加桃仁、杏仁治之。若泥其日期饮食之多而通之，则误矣。

五、带浊遗淋类

（一）带下

心旌摇，心火不静而带下者，先当清火，宜朱砂安神丸；如欲事过度，滑泄不固而带下者，宜固阴煎之类主之。

人事不畅，精道逆而为浊为带者，初宜六味地黄汤；久不止者，宜固阴煎之属以固之。

湿热下流而为带浊，脉必滑数，色见红赤，证有烦渴而多热者，宜保阴煎。若热甚兼淋而赤者，宜龙胆泻肝汤。

元气虚弱而带下者，宜固阴煎、七福饮、十全大补汤、九龙丸之属。若阳气虚寒，脉见微涩，色白清冷，腹痛多寒者，宜加姜、附，或用家韭子丸。

脾肾气虚下陷而多带者，宜用固阴煎之属。

（二）白浊遗淋

淫浊与带下之不同者，盖白带出于胞宫，精之余也。淫浊出于膀胱，水之浊也。虽膀胱与肾为表里，故带浊之源，无非皆出于阴分，然带由脾肾之虚滑者多，淫浊由膀胱之湿热者多，此其所以有辨也。若肝火盛而见痛涩者，宜龙胆泻肝汤。若久而不愈，肝肾虚滑下陷者，宜家韭子丸。

六、乳病类

乳出

产后乳自出，乃阳明胃气之不固，当分有火无火而治之。无火而泄不止，由气虚也，宜八珍汤、十全大补汤。若阳明血热而溢者，宜保阴煎。若肝经怒火上冲，乳胀而溢者，宜加减一阴煎。

七、子嗣类

宜麟策

药食

妇人血气俱虚，经脉不调，不受孕者，惟毓麟珠随宜加减用之为最妙；其次则八珍益母丸亦佳。

男子脏气平和而惟精血不足者，宜还少丹、全鹿丸、无比山药丸。若右肾阳气不足者，宜右归丸，或毓麟珠俱妙。若阳痿精衰，虚寒年迈艰嗣者，必宜赞育丹。若阳盛阴虚，左肾精气不足者，宜左归丸或延年益嗣丹。若火盛水亏，多内热者，宜大补阴丸。此外，如河车种玉丸、乌鸡丸之类，皆可酌用。

八、癥瘕类

（一）血癥

血瘀作痛，或成形不散，在脐腹之下，若暂见停蓄而根盘未固者，只宜五物煎，或决津煎加减主之，则血无不去，痛无不止，足称神剂。

妇人形气病气俱实，或腹胀，或痛甚，而新有所逆，但欲行滞止痛者，宜加减四物汤之类疏之导之，气通滞去，痛必自愈。

养正之法，当察阴阳上下，病之久新及邪正强弱之势。其有停瘀虽甚而元气困弱者，不可攻。病久而弱，积难摇动者，不可攻。

凡此之类，皆当专固根本，以俟其渐磨渐愈，乃为良策。如郁结伤脾者，宜用逍遥饮。肝肾虚寒者，宜大营煎、理阴煎，或《良方》交加散亦可。脾肾虚寒，大便泄泻或不实者，宜胃关煎、理阴煎。病久脾肾气滞而小腹痛胀者，宜八味地黄丸。

（二）气瘕

补气以行气之剂，如圣愈汤、七福饮，皆能调心气之虚滞。若虚在脾肾阴分，气有不行而或为痰饮，或为胀满，或为呕吐腹痛等证，非理阴煎不可。若虚在血中之气而为滞为痛，微则四物汤，甚则五物煎、决津煎、大营煎方可。若脾肾气虚，门户不要而为滞为痛者，必胃关煎以固之。若元气下陷，滞而不升者，宜补中益气汤、举元煎以举之。若元气大虚，气化不行而滞者，必五福饮、十全大补汤、大补丸煎，或六味回阳饮以培补之。

九、前阴类

（一）阴挺

妇人阴中突出如菌如芝，或挺出数寸，谓之阴挺。此或因胞络伤损，或因分娩过劳，或因郁热下坠，或因气虚下脱，大都此证当以升补元气、固涩真阴为主。如阴虚滑脱者，宜固阴煎。气虚陷下者，十全大补汤。郁热下坠者，龙胆泻肝汤。

（二）阴肿

妇人阴肿，大都即阴挺之类。然挺者多虚，肿者多热。如气陷而热者，升而清之，宜清化饮，如柴胡、防风之属。

（三）阴疮

妇人阴中生疮，多由湿热下注，或七情郁火，或纵情敷药，中于热毒。其外证则或有阴中挺出如蛇头者，谓之阴挺，如菌者，谓之阴菌；或如鸡冠，或生虫湿痒，或内溃肿烂疼痛，常流毒水。其内证则或为体倦内热，经候不调，或为饮食不甘，晡热发热，或为小腹痞胀，腰胁不利，或为小水淋沥，赤白带下。凡治此之法，若肿痛内外俱溃者，宜芍药蒺藜煎为最佳，或四物汤加栀子、丹皮、胆草、荆芥。若湿痒者，宜芍药蒺藜煎。淋涩者，宜龙胆泻肝汤加白术、丹皮。

（四）阴冷

妇人阴冷，有寒证，有热证。寒由阳虚，真寒证也。热由湿热，假寒证也。假寒者必有热证，如小便涩数黄赤，大便燥结，烦渴之类是也。真寒者，小便清利，阳虚畏寒者是也。真寒者，宜补其阳，如理阴煎；假寒者，当清其火，宜龙胆泻肝汤。肝肾虚寒者，宜镇阴煎、大营煎。脾胃虚寒者，宜理阴煎之类主之。

（五）交接出血而痛

凡妇人交接即出血者，多由阴气薄弱，肾元不固，或阴分有火而然。若脾虚气陷不能摄血者，宜补阴益气煎。若肝肾阴虚不守者，宜固阴煎。若阴火动血者，宜保阴煎。

第四节　儿科卷

一、惊风类

（一）急惊风

急惊之候，壮热痰壅，窜视反张，搐搦颤动，牙关紧急，口中气热，颊赤唇红，饮冷便结，脉浮洪数。此肝邪风热，阳盛阴虚证也。治此之法，当察缓急。凡邪盛者，不得不先治其标。若惊气渐退而以未清者，宜安神镇惊丸。

（二）慢惊风

慢惊之候，多由吐泻；因致气微神缓，昏睡露睛，痰鸣气促。惊跳搐搦，或乍发乍静，或身凉身热，或肢体逆冷，或眉唇青赤，面色淡白，但其脉迟缓，或见细数，此脾虚生风，无阳证也。小儿慢惊之病，多因病后，或以吐泻，或因误用药饵，损伤脾胃所致。然亦有小儿脾胃素弱，或受风寒，则不必病后及误药者亦有之，总属脾肾虚寒之证。治慢惊之法，但当速培元气，即有风痰之类，皆作实邪，不得妄行消散，再伤阳气，则必致不救。脾肾俱虚而脏平无寒者，宜五福饮。脾气虚寒多痰者，宜六君子汤或金水六君煎。

（三）大惊卒恐

小儿忽被大惊，最伤心胆之气。《口问篇》曰：大惊卒恐则气血分离，阴阳破散，经络厥绝，脉道不通，阴阳相逆，经脉空虚，血气不次，乃失其常，此《内经》概言受惊之病有如此。矧小儿血气尤非大人之比，若受大惊，则其神气失散，溃乱不堪，尚何实邪之有？斯时也，收复正气犹恐不暇，顾可复为清散耶？即如朱砂、琥珀之类，不过取其镇重之意，亦非救本之法。今幼科诸书，皆以大惊之证，例作急惊论治，误亦甚矣。不知急惊、慢惊，一以风热，一以脾肾之虚，皆不必由惊而得。而此以惊恐致困者，本心胆受伤，神气陡离之病，所因不同，所病亦异，胡可以同日语也。治大惊气散之病，当以收复神气为主，宜七福饮、茯神汤之类，加金银等物煎服之。

（四）惊啼

小儿惊啼，证本与惊风不同，亦与大惊卒恐者有异。盖小儿肝气未充，胆气最怯，凡耳闻骤声，目视骤色，虽非大惊卒恐，亦能怖其神魂。醒时受怖，寐则惊惕，或振动不宁，或忽尔啼叫，皆神怯不安之证。总宜安神养气为主，如七福饮之类，皆其所宜。若微烦热者，宜生脉散。热甚者，宜朱砂安神丸或导赤散。

二、夜啼

小儿夜啼不安，接《保婴》等书云：夜啼有二，曰脾寒，曰心热也。若阴盛阳衰，心气不足，至夜则神有不安而啼叫者，宜七福饮，甚者宜七福饮加炮干姜、肉桂。若兼泄泻不乳，脾肾虚弱也，宜六神散；甚者，胃关煎。若兼吐泻少食，脾胃虚寒也，宜六味异功煎加炮木香。若面色白，黑睛少，至夜分阴中阳虚而啼者，此肝肾之不足也，宜六味丸、八味丸、理阴煎。若见灯见火愈啼者，心热也。心属火，见火则烦热内生，两阳相搏，故仰身而啼，其证面赤、手腹俱暖，口中气热是也。火之微者，宜导赤散；火之甚者，宜朱砂安神丸。大都此证或因吐泻，内亡津液，或禀赋肾阴不足，不能滋养肝木，或乳母恚怒，肝火侮金，当用六君子汤补脾土以生肺金，地黄丸壮肾水以滋肝木。

三、发热

（一）外感热证

凡小儿无故发热，多由外感风寒。若寒邪在表未解者，必有发热头痛，或身痛无汗，或鼻塞流涕，畏寒拘急，脉见紧数者是也。凡暴感者，极易解散，一汗可愈。但察其气血平和，别无实热等证，或但倦怠昏睡者，则但以五柴胡饮为主，酌儿大小而增减其剂。此法先固其中，次解其表，庶元气无伤而邪且易散，最为稳当极妙之法。有云：小儿何虚，乃堪此补，及又有补住邪气之说，皆寸光昧理之谈，不可信也。若胃气微见虚寒者，宜理阴煎加减用之最妙。兼内热火盛而外邪未解者，宜一柴胡饮。若中气不足而兼热兼嗽者，宜金水六君煎。冬受寒邪，至春夏而发热者，是为小儿正伤寒，但取效稍迟，然治法不能外此。

（二）内热证

凡实热之在内者，古法治分五脏，宜从正治。心热者，宜导赤散；肾热者，滋肾丸、滋阴八味丸。实热则宜疏下，虚热则宜调补。大小便血者，保阴煎。血热妄行者，清化饮。阳明火盛，兼少阴水亏者，玉女煎。凡元气虚而为热者，必真阴不足，皆假热证也，宜从反治。五脏气血俱虚假热者，五福饮。

肝肾真阴不足假热者，轻则六味地黄汤，甚则理阴煎。肝肾血虚假热者，大营煎、五物煎。肝肾阴虚，上热下寒，则阳无所附而格阳为热者，六味回阳饮或八味地黄汤。肝经血虚生风而热者，四物加天麻、钩藤钩。汗后阴虚，阳无所附而热者，四物汤加参芪。汗后阳虚，阴无所附而热者，四君子加芎、归。久从温补而潮热不退，脉见滑大者，五福饮加地骨皮，或加知母。凡婴儿诸热，有因别证而作者，当从所重者而治之。若乳下婴儿，当兼治其母以调之。

四、吐泻

小儿吐泻并作者，本属内伤，然有因寒气自外而入，内犯脏气而然者；有因生冷不慎，致伤胃气而然者；有因中气本弱，饮食失宜而然者。邪伤阳分则为吐，邪伤阴分则为泻。若吐泻并作，则阴阳俱伤之证也。此当察其有滞无滞，详辨其虚实而治之。若下腹虽痛而可按可揉，或腹寒喜熨，或所泻既多而泄仍不止，此其下焦必空虚已极，惟脾肾虚寒不能固摄而然，非胃关煎不可。

小儿虚寒呕吐，凡无故吐泻，察其无火者，必生冷寒气伤胃所致。若兼脾肾虚寒，或多痰涎，或兼喘促，宜理阴煎；甚者，人参附子理阴煎为最妙，勿谓呕吐不宜熟地也。

五、盗汗

凡小儿无故常多盗汗，或自汗者，宜以团参散为主，或参苓散、四君子汤、五味导赤散，或白术散之类，俱可择用。若其甚者，宜三阴煎、人参养营汤，或十全大补汤。若心经有火而见烦渴者，宜一阴煎。若肝脾火盛，内热熏蒸，血热而汗出者，脉必洪滑，证多烦热，宜当归六黄汤或加减一阴煎。若因病后，或大吐大泻之后，或误用克伐之药，以致气虚气脱而大汗亡阳者，速宜用六味回阳饮之类，庶可挽回也。大都汗多亡阳者，多致角弓反张，项强戴眼等证，此太阳、少阴二经精血耗散，阴虚血燥而然，速宜用大营煎、人参养营汤，或十全大补汤之类，方可解救。

六、腹胀腹痛

（小儿腹胀腹痛）若兼脾肾阳虚，或水泛为痰，或喘促、痛胀、泄泻，宜理阴煎加减主之。

第五节　痘疹卷

一、痘疹治法

（一）总论治法

补虚当辨阴阳。凡痘疮血气各有所属，已见前气血条中。然痘之所主，尤惟阴分为重，何也？盖痘从形化，本乎精血，凡其见点起胀，灌浆结痂，无非精血所为，此虽曰气为血之帅，而实血为之主。且痘以阳邪，阳盛必伤阴，所以凡治痘者，最当重在阴分，宜滋润不宜刚燥。故曰：补脾不若补肾，养阴所以济阳，此秘法也。然血气本互根，原不可分为两，如参、芪、白术之类，虽云气分之药，若用从血药，则何尝不补血？归、芎、地黄之类，虽云血分之药，若用从气药，则何尝不补气？故凡见气虚者，以保元汤为主，而佐以归、地。血虚者，以四物汤为主，而佐以参、芪。盖气血本不相离，但主辅轻重各有所宜，而用之当不，则明拙自有差耳。

凡解表诸方，乃初热时所必用者，诸家皆以升麻葛根汤为首，程氏则用苏葛汤，似为更妥，余则常用柴归饮以兼营卫，似为尤妥，此当随宜择用。营虚表不解者，五柴胡饮。

凡清火解毒诸方，所以解实热也。烦热作渴，小水不利者，导赤散主之。热在阴分而失血者，玄参地黄汤。

表里俱有邪而元气兼虚者，实表解毒汤。

凡托里诸方，有宜专补元气者，有宜兼解毒者。如气血俱虚不起者，六物煎或托里散。

凡诸补剂，皆痘中元气根本，祛邪托毒者之所必赖，但见虚邪，必当以此诸方为主。血虚者，四物汤。血分虚寒宜温者，五物煎。血虚血滞者，养血化斑汤。血虚血热宜兼解毒者，凉血养营煎。

气血俱虚者，六物煎、八珍汤、十全大补汤。气血虚寒，大宜温补者，无如九味异功煎、六味回阳饮。

秘传治痘之法，首尾当以四物汤为主，随证加减用之。惟肚腹不实者须远当归，但将全剂通炒微焦，则用自无碍，且复有温中暖脾之妙。

（二）热证论治

痘疮，热毒炽盛，痘疮紫赤烦躁者，犀角地黄汤。阴虚血少，燥热神昏者，四物汤或二阴煎。小水赤涩而邪热内蓄者，导赤散。

（三）报痘三朝

痘疮见点后，身热稍退，别无内热等证，或色不甚红，顶不甚突者，便有虚象，虽在三五日内，亦切不可用寒凉之药，恐伤脾胃，为害不小，须以六物煎之类为主，因证加减，以培养之。

见点太早者，必血热毒盛之所致，其证多凶，但痘稀而饮食如常，别无他正，则亦无害。若其形气本弱而痘现速者，此营热卫虚，不能约束于外，故出现太骤，须兼实表，庶可免痒塌溃烂之患，宜实表解毒汤主之。其有痘虽出早而色不红紫，热不甚者，此全属表虚之证，如六物煎之类，亦所当用。

痘出不快者有数证，须审其有无外感内伤，而辨治其所病。如冬月严寒，或非时阴邪，外闭寒胜而出迟者，宜五物煎加生姜、麻黄、细辛之类主之。若气分大虚而出不快者，宜保元汤、六气煎。血分大虚者，宜五物煎，或六物煎加减主之。

痘不起发者，虽证有不同，然卒由血气内虚，不能托送者居多。此中或宜兼解散，或专补元气，当辨而治之。若红点初出，暗昧干燥不起发者凶，宜四物汤加紫草、红花、丁香、蝉蜕、官桂，或调无价散，量儿大小与之。若血虚不起者，四物汤。若血分虚寒不起者，五物煎。若气分虚寒不起者，保元汤、六气煎。若气血俱虚不起者，六物煎、托里散。凡此者孰非托里起痘之法，然但可以此为佐，而必以血气为主，则在乎四物、十全大补之类，庶乎随手而应，无不善矣。

饮食之本在脾胃，血气之本在肝肾，但使脾胃气强，则滋灌有力，而无内虚陷伏之忧，气血充畅则毒皆生化，而无表虚痒塌之患。此其在气在血，或微或甚，所当早辨而治也。凡痘出灰白不红绽，或灰黑顶陷，或身无大热，皮嫩色光，溶溶如淫湿之状，或口不渴，饮食少，腹膨溏泻，二便清凉，皆表里虚寒证也。脾气虚寒者，养中煎。血虚者，四物汤；血虚宜温者，五物煎。气血俱虚者，六物煎、五福饮，或八珍汤；气血俱虚而寒者，十全大补汤。脾肾血气大虚大寒者，九味异功煎、六味回阳饮。

火证热毒在见点之后，宜速为清解，若不早治，则日甚一日，必致不救。凡见点太赤，根下皮色通红，此血热气有不能管束也，后必起发太骤，皮嫩易破，或痒塌不可救，宜急清血分之热，用凉血养营煎。以上凡解毒之后，红紫退，二便调，能食不渴，此表里皆清也，切勿再为解毒，须急以保元汤、四物汤、六物煎之类调补气血，以助灌浆收靥，否则恐变痒塌而不能善其后矣。

痘出变黑，乃危证也。得利后，宜即以紫草饮或加味四圣散以化表之毒，仍用胭脂汁以涂之。若大便不结，别无大热等证，而痘色黯黑者，总由脾虚不能制水，故见黑色，宜速用五物煎服之。

夹疹夹斑证，本非痘中吉兆，然亦有轻重之辨，宜酌而治之，外有本条，仍宜参阅。凡发热二三日之间，痘形未见，忽然遍身发出红点一层，密如蚊蚤所咬者，决非痘也，此乃斑疹之属，多为风寒所遏，不能发越，而斑先见也，宜疏邪饮、柴葛煎或败毒散之属，微散而解之。但得身凉，斑必自退，再越一日，痘出必轻矣。若痘夹红斑如绵纹者，宜凉血化毒汤加柴胡、黄芩、玄参、犀角之属主之。

（三）起发三朝

痘宜渐发者吉。若血热者，宜凉血养营煎。虚甚者，宜六物煎。

痘不起发，或起而不透者，多由元气内虚，不能托送，故毒气留伏不出也。毒不尽出，则变证莫测。凡见此者，速当救里，以托其毒，然当察其气分血分，辨而治之。盖痘之壮突由乎气，肥泽由乎血，气主煦之，血主濡之也。若形虽壮而色见枯者，此气至而血不荣也，宜四物汤加人参、麦门冬之类主之。若形色俱弱而不起发者，此气血俱不足也，宜六物煎加减主之，或十全大补汤调无价散。若痘疮起胀迟延不红活者，宜六物煎加丁香、山楂、糯米、人乳、好酒主之。

痘虽起发红活，若顶平色嫩，皮薄不能坚厚者，此气虚也，必恐变为痒塌，宜六物煎加减主之，或十全大补汤俱可择用。

痘虽起发而干枯无水，或青紫黯色，不久必变黑陷，乃血虚之甚也，宜四物汤加人参、麦门冬、紫草、红花或调服无价散，外用水杨汤浴之，兼用胭脂涂法。

痘疮红甚而引饮渴不止者，名曰燥痘，宜犀角地黄汤之属。

痘色红紫满顶或焮肿者，血热毒盛也，宜凉血养营煎加丹皮、木通、牛蒡子之属主之。然痘出六日以后，有此证者多死。

（四）灌脓三朝

痘疮灌脓，专以脾胃为主，脾胃强则气血充实，脓浆成而饱满坚厚，不须服药。脾胃弱则血气衰少，所以不能周灌，故虽见浆而浆亦不满，或清淡灰白不能作脓，即所蓄微浆仍是初时之血水。而浆薄无以化脓者，总属血气大虚之候。若不速治，必成内攻外剥之证，宜急用六物煎加减治之，或十全大补汤加人乳、好酒与服亦妙。欲辨脾胃强弱，当于饮食二便察之。饮食虽少而大便坚者，脾胃之气犹可也，但微加调补，以能食为贵。若大便不实，或见溏泻，则最为可畏。如痘当作脓之时，犹是空壳，此血不附气也。血既不至，则毒何由化？宜五物煎，或四物汤主之。如顶陷脓少，或服内托药而暂起复陷者，血气大虚故也，宜十全大补汤倍加参、芪、当归、糯米，煎成和人乳、好酒服之，此助灌之妙法也。

灌脓三朝之内，若身凉而痘色灰白，或不进饮食，或寒气逆上而为呕吐，或腹胀，或泄泻而手足逆冷，此皆纯阴无阳之证也，急宜用保元汤加二仙散，连进数服，甚者必须九味异功煎。

痒塌不止者，虽曰气血俱虚，然亦由火力不足，故不作痛而作痒塌也，宜六气煎，或五物煎加防风、白芷、木香、蝉蜕主之。

痘将灌脓之时，忽面上有干靥者，即倒陷证也，宜速用八珍汤或六物煎加金银花、牛蒡子、连翘、麻黄之属，水煎熟，调独圣散服之。服药后，若干者复起作脓，未干者即壮而饱满，或空地处再出补空小痘者，上也。若痘不作脓，空处或发痛毒者，次也。若连进三服而干者不肿，未干者不饱满，补痘不多，则最险证也，宜以十全大补汤加金银花调治之。

痘疮有重出者，凡痘疮破损溃烂处，但得复肿复灌，不致干枯，或于原无痘处复出一层，如初出之状，亦以渐起发，灌脓者，此皆余毒未尽，赖里气充实，毒不得入，故犹出于表而不成倒陷，是皆逆中之顺证也。但痘疮重出一番，必其人能食而大便坚，乃足以胜其再作之毒，自无足虑也。如食少而大便润者，宜用十全大补汤之类补而调之。若自利者，宜陈氏十二味异功散、肉以蔻丸主之。盖病久气虚，惟利温补，不可再解毒也。

（五）结靥三朝

痘疮收靥太迟，或当靥不靥者，证有数种，当详辨治之。大部当靥不靥之证，惟脾胃弱，中气虚者居多，盖中气虚则不能营养肌肉，使之成实，亦或致溃烂也。但察其别无他证而形色气血俱虚者，宜内用十全大补汤，外用败草散衬之。若当靥不靥，微热脉大而别无他证者，此阴分之不足也，宜四物汤倍加芍药、何首乌。若血虚热毒未清者，宜四物汤加牛蒡子、木通、山楂。若因食少脾胃气虚而不收者，宜六气煎，或六物煎加减主之。若当靥不靥之际，忽见头面温，足指冷，身不热，或泄泻腹胀，气促烦渴，急与九味异功煎，迟则不救。

痘疮内热，毒邪未尽化而干靥太疾者，后必为目疾，成为痈毒及诸怪证，宜凉血养营煎少清其火。

靥时色白如梅花片者，此为假回，十二日后当死，此不治之证也。如不泄泻，可速用六气煎，或六物煎救之。

痘疮溃烂先伤于面者，凶兆也。如饮食无阻，二便如常，更无他证者，宜内用十全大补汤。

痘疮于未灌之先，或曾伤犯，破烂成疮，及诸痘收靥，此独不靥，脓汁不干，更多痛楚，若不急治，渐成疳蚀，损伤筋骨，以致横夭，宜服十全大补汤。

痘疮抓破去皮而犹有血水者，急用六气煎或六物煎主之，外以白龙散敷之。

痘有臭气，凡当收靥之时，臭而带腥者，此痘疮成熟之气，邪气自内而出也，为吉。若臭如烂肉，浊恶不可近者，此虽似结痂，未可为真，急须清热滋血，宜凉血养营煎。若痘疮溃烂不靥而臭不可闻者，名为烂痘，间亦有收靥无事者，只要胃气不衰，饮食如故，不作烦躁，则为可治，宜用八珍汤，外用败草散敷之。

痘疮靥后而有生疮溃烂成坑者，如气血俱虚而不敛者，必用十全大补汤。如遍身疮多溃烂，深而无气血者必死。

（六）靨后落痂

结痂至半月、一月，粘肉不落，或发痒者，此必表散太过，伤其津液，以致腠理虚涩，无力脱卸故也，宜用人参固肌汤，或以真酥油、麻油润之。如久而不脱，宜六物煎加黄芪、肉桂、蝉蜕主之。切不可勉强剥去，恐伤皮肤，一时难愈。

遍身结痂虽完，若余热未退，蕴蓄肌表，或身热，或烦渴而痂不落者，宜凉血养营煎用之。

痘瘢发痒，剥去痂皮，或血出，或后成脓如疮疥者，此血热气虚也，宜四物汤加红花、紫草、牛蒡子治之。

收靨迟而痂不落，昏昏欲睡，此邪气已退，正气未复，脾胃虚弱也，宜五福饮缓缓调治之。

痘痂既落，中气暴虚，多有不能食者，宜养中煎以调之。

原痘不灌脓，干如豆壳，虽痂落而疤白，或有余热不退者，虽过一日亦要死，宜速用八珍、十全之类调补之。

二、痘疹顺逆变证

（一）痘后余毒发热

痘后发热不减者，此有虚实二证。如大便不秘，小便不赤，坐卧振摇，饮食少进者，虚也，宜五福饮加芍药之类主之。

（二）陷伏

干黑不起而倒陷者，当分五证：一则内虚而阳气不能外达，故致出而复没，或斑点白色，或见灰黑倒陷者，必其人不能乳食，或腹胀内寒，或手足冷，或吐泻，或寒战咬牙，皆内虚也，速宜温中，轻则十宣散、六气煎，甚则九味异功煎；外用胡荽酒喷之，或更用十全大补汤，但得冷者暖，陷者起，黑者红活，便是佳兆，若服药后而反加烦躁昏乱者死。

将起发时，虽有浆水，但色见黑黯者最为可畏，急宜六气煎加川芎以养血气，血气旺则毒自散而色自活矣，或以十全大补汤合无价散主之。

凡倒靨之证，亦须看大便何如，苦大便秘结而内热者宜利之，四顺清凉饮主之。若大便不实而内不热者宜补之，以十全大补汤加防风、白芷。有虽不泄泻而虚寒甚者，宜九味异功煎，并外用败草散。

（三）痒塌抓破

痘疮初见点，便作痒者，此邪在半表半里之间，而进退迟疑总由元气无力，欲达不能也，速当温补阳气，兼以疏散，但使腠理通畅，则痘自起而痒自止矣。若虚在血分而色白者，宜六物煎，或五物煎加减主之。

痘疮出齐之后，但是作痒，宜十全大补汤主之。

痘疮干而作痒者，宜养血润燥，以五物煎加防风、荆芥，外用茵陈熏法。

头面为诸阳之会，若痒而抓破，则泄气最甚，速宜十全大补汤加防风、荆芥、何首乌之属以培补之。但得复肿复灌而饮食如常则无害，若痒不止而满面抓破者，必死。

疮痒溃烂，粘衣连席难任者，内服十全大补汤加防风、荆芥，外用败草散。

浆脓初化，脓未成而浑身瘙痒不宁者，此恶候也，速当温补气血，用六物煎之类，加以防风、白芷、荆芥之属，必令痒去方保无虑。若痒甚不休，疮坏皮脱，其毒复陷，谓之痒塌，必不能活矣。

（三）作痛

痘疮作痛，有实有虚，虽曰诸痛为实，然此言亦不可执。若身有大热而大便秘结，烦躁不宁，喘胀作渴而为痛者，此实痛也。若无大热而二便清利，脾气不健，卫气不充，营失所养而作痛者，此虚痛也。虚者宜补养血气，当用六物煎之类主之。

（四）头面肿

痘正起发头面肿胀时，正面之疮切防瘙痒，不可使之抓破，少有损伤，以致真气外泄，邪气内蚀，则肿消毒陷，多致死矣。但得破者复灌，消者复肿，饮食二便如常，则变凶为吉矣，宜十全大补汤或合苦参丸治之。

（五）痘疔黑陷

凡痘疔及黑陷者，宜内服六气煎加川芎、紫草、红花、木通之类，以补血凉血而疔自退。疔退后，宜大进六物煎，外用四圣丹，以胭脂汁调点之。

痘疮黑陷者，必气不足，血不活也，急宜托里散或六物煎加川芎、肉桂、红花、蝉蜕，调无价散，甚者宜九味异功煎，或十全大补汤，调无价散，仍外用四圣丹点之。

痘疮起发之时，但见干燥，其根焦黑，即当速治之。如火邪不甚，证无大热者，惟五物煎或六物煎，为最宜也。如有火证火脉，血热毒盛而焦黑者，轻则凉血养营煎主之。

（六）食少或不食

痘见灰白，别无大热停滞等证，而食少或不食者，必脾胃虚者，若胃中阳气不足，不能运化而食少者，此虚而且寒也，宜养中煎主之。

凡命门元阳不足，则中焦胃气不暖，故多痞满不食，下焦肾气不化，故多二阴不调，此必用理阴煎加减治之，自见神效，勿谓小儿无阴虚证也。

痘后别无他证而饮食不进者，此惟脾气不足，宜养中煎主之。

（七）牙龈腐烂

痘疹退后，若有牙龈腐烂，鼻血横流者，并为失血之证，宜《局方》犀角地黄汤加山栀、木通、玄参、黄芩之类以利小便，使热毒下行，外用神授丹治之，不可缓也。

三、　痘疹兼证

（一）呕吐

脾肾虚寒，命门不暖而为吐泻者，必饮食不化，水谷不分而下腹多痛，非胃关煎或理阴煎不可。

（二）泄泻

虚寒泄泻：凡证无大热，口不喜冷，脉不洪数，腹无热胀，胸无烦躁，饮食减少而忽然自利者，则悉属虚寒。切不可妄用寒凉之剂，再伤脾土，必致不救，宜养中煎之类。若腹有微滞微胀而为泄泻者，宜六味异功煎或五味异功散加砂仁。若泄泻兼呕兼痛而气有不顺者，宜养中煎加丁香、木香。若泄泻而山根、唇口微见青色，或口鼻微寒，手足不热，指尖微冷，泻色淡黄，或兼青白，睡或露睛，此皆脾肾虚寒之证，非速救命门，终不见效，宜胃关煎、理阴煎主之。若泄泻势甚，用温脾之药不效者，则必用胃关煎，或理阴煎之类主之。若久泻滑脱不能止者，宜胃关煎。

（三）寒战咬牙

痘疮灰白溃烂，泄泻而寒战咬牙者，此纯阴无阳之证，宜九味异功煎，或陈氏十二味异功散主之。

筋惕肉𥇢似战者，以经络血气为疮所耗，不能荣养肌肉，主持筋脉，故惕惕然肌肉自跳，𥇢𥇢然肌肉自动，本非寒战之证也，宜十全大补汤之类主之。

（四）烦躁

烦躁多惊者，火在心经也，宜导赤散加栀子、麦门冬。

热甚于内而烦渴热躁者，宜导赤散，或玄参地黄汤加木通、麦门冬。

痘疮红紫干燥，壮热口渴谵妄者，用《良方》犀角地黄汤。

阴虚假热，自利烦躁者，肝肾水亏也，轻则五阴煎，甚则九味异功煎。

吐利不食而烦躁者，脾气虚也，甚则九味异功煎为宜。

疮密脓成，营血亏耗，心烦不得眠者，宜三阴煎加麦门冬。

昼则烦躁，夜则安静，此阳邪盛于阳分也，如昼则安静，夜则烦躁者，此阴中之阳虚也，宜三阴煎。

（五）喘急

寒邪在肺作喘者，此外感之证，若兼气血不足，而风寒在肺作喘者，惟金水六君煎为最。

喘以气虚者，人多不能知之。凡下泻而上喘者，必虚喘也。凡小儿喘息，觉在鼻尖而气不长者，必虚喘也，此实气促，原非气喘。若见此证，急须速补脾肺，或救肾阴，甚则六味回阳饮。若下为泄泻而上为喘促者，急用六味回阳饮或九味异功煎，不可疑也。若大便不泻，而或为多汗，或为腹膨，或见痰饮狂躁，但以阴虚水亏，气短似喘，而脉气无神者，急宜贞元饮加人参、煨姜之类主之。若治喘促用清痰降火等剂而愈甚者，此必虚证也，速宜改用温补，如前诸法，犹有可救，迟则恐无及矣。

（六）失音

火邪上炎，肺金受制，气道壅闭而声不出者，宜导赤散合甘桔汤加炒牛蒡子主之。

上焦阳虚而声音低小不出者，此心肺不足之病。盖心主血，肺主气，痘疮稠密则血气俱损，故声不能出，宜导赤通气散主之。

下焦阴虚而声不出者，其病在肝肾。盖肾为声音之根，若证由肝肾，而痘疮稠密，则精血俱为耗竭，水亏则肺涸，故声不能出，速当滋阴益水以救其本，宜大补元煎、五福饮，或十全大补汤之类，酌宜用之。

痘后余毒失音，其证有二：一以咽痛不能言者，此毒气不净也，宜甘桔清金散加天花粉；一以肾气虚不能上达而声不出者，宜治如前，或用四物汤加麦门冬、白茯苓。

（七）惊搐

心脾血虚而惊搐者，七福饮、养心汤。

肝胆气虚，多恐畏而惊搐者，茯神汤。

心虚火盛，多热躁而惊搐者，宁神汤、酸枣仁汤。

痘既出，其色红紫而烦渴惊搐者，《良方》犀角地黄汤。

肝胆实热，大便秘结而烦躁惊搐者，泻青丸或七味龙胆泻肝汤。

血热见血而惊搐者，《局方》犀角地黄汤；热甚者，《良方》犀角地黄汤；若热甚而大便秘结者，《拔萃》犀角地黄汤。

（八）腰痛

凡痘毒自阴传阳，自里传外者为顺；自上传下，自外传里者为逆。若毒由太阳传入少阴，则毒陷而不升，伏于骨髓之中，不能外达，所以腰痛。若肾气虚陷，不能传送外达者，必用理阴煎加细辛、官桂、杜仲、独活之类主之。

（九）腹痛

脾肾虚寒，下腹作痛，泻利不止者，胃关煎。

（十）腹胀

若寒在脾肾，下焦不化而作胀者，非理阴煎不可。

（十一）厥逆

痘疹泻利，气虚而逆者，胃关煎或陈氏十二味异功散。

痘疮始出，手足便冷，或其人先有吐利，致伤脾胃，脾胃气虚则为厥逆，宜六气煎、六物煎加姜、桂主之，甚者人参附子理阴煎。

痘疮起胀之时，手足厥逆，此阳气欲绝之候，必其自利或呕吐，脉见沉细微弱，或浮大而虚，速宜温补元阳……甚则六味回阳饮，或九味异功煎，服药后手足和暖者生，厥不止者死。

（十二）发渴

痘疮气血内耗，微热微渴而喜汤者，宜七味白术散，或五福饮加麦门冬、五味子。

痘疮自利不止，肾阴亏损而作渴者，病作少阴，速宜陈氏十二味异功散或九味异功煎。

（十三）失血

痘疹发热见血者，多属火证。若衄血者，宜玄参地黄汤，或加茅根汁，或加京墨汁同饮之。

痘疮已出未出之间，凡诸血证，俱宜用犀角地黄汤三方酌宜治之最佳。

（十四）溃烂

表虚不收者，必其卫气不足，别无热证，宜十全大补汤之类，或去肉桂，加防风、荆芥穗，多服自愈。

痘疮或发表太过，或清解过当，以致表里俱虚，阳气不守，则内为泄泻，外为溃烂，急当救里，宜九味异功煎。

（十五）多汗

或吐或泻，气脱于中，阳脱于外，而汗出不收，微者五福饮加炮姜、枣仁。甚至手足厥冷，或呕恶不止而汗不收者，速宜人参理阴煎或六味回阳饮，迟则恐致不救。

阴中火盛，或身有大热而汗多不收者，当归六黄汤。

睡中汗出不收者，以阳入阴中，而阴不能静也，当归六黄汤。

收靥痂脱之后，自汗不止者，此邪去而气虚也，宜十全大补汤，或调止汗散，或以滑石粉扑之。

（十六）大小便闭

痘疹小水不利而热微者，宜导赤散；热甚而小水不利者，宜八正散。

痘后余热不尽，内陷膀胱而小水不利者，导赤散或五苓散；大便不通者，四顺清凉饮。

（十七）目证

凡痘疮灌脓之后，或大汗大泻之后，多有目睛上吊，或露白者，谓之戴眼。此精气为脓血汗液所耗，乃太阳少阴真阴亏竭大虚之证。盖太阳为上网，血枯则筋急，所以上吊也，速宜大补气血，以十全大补汤之类主之。

痘疮靥后，精血俱耗，而眼涩羞明，光短倦开，或生翳障者，宜四物汤，甚者六物煎加木贼、蝉蜕、白蒺藜。

（十八）痘痈痘毒

若根赤而作痒者，血虚血热也，宜四物汤加丹皮、白芷。

四、论痘疹治以地黄

熟地黄：痘疹之病，形质之病也，形质之本在精血。熟地以至静之性，以至甘至厚之味，实精血形质中第一品纯厚之药。凡痘疮起发、灌浆、收敛之用，以参、芪配之，其功乃倍。且其得升、柴则能发散，得桂、附则能回阳，得参、芪则入气分，得归、芍则入血分。今见痘家、伤寒家多不用此，岂亦古人之未之及耶？抑不知四物汤为何物耶？

生地黄：凉血、行血、养血，治痘疮血热血燥。凡吐血衄血，痘疮红紫，及解毒药中皆宜用之。

第六节　外科卷

一、外科病兼症

泻痢

立斋曰：疮疡大便泄泻，或因寒凉克伐，脾气亏损；或因脾气虚弱，食不克化；或因脾虚下陷，不能升举；或因命门火衰，不能生土；或因肾经虚弱，不能禁止；或因脾肾虚寒，不能司职。所主之法：若寒凉伤脾，六君加木香、砂仁，送二神丸；脾虚下陷，用补中益气送二神丸；命门火衰，用八味丸料，送四神丸。

二、外科病症论治

（一）耳疮

立斋曰：耳疮，属少阳三焦经，或足厥阴肝经，血虚风热，或肝经燥火风热，或肾经虚火等因……若内热口干，属肾经虚火，用加减地黄丸。如不应，用加减八味丸，余当随证治之。

愚按：薛氏所治耳证，凡血虚者，用八珍汤加柴胡、丹皮。

（二）附骨疽

附骨疽一证，近俗呼为贴骨疽，凡疽毒最深而结聚于骨际者，皆可谓之附骨疽，然尤惟两股间肉厚处乃多此证。凡以劳伤筋骨而致者，宜大营煎，兼大防风汤治之。若酒色伤阴者，宜八味丸、六味丸，或右归饮，兼大防风汤主之。若忧思郁怒结气者，宜疮科流气饮，或五香连翘汤，兼大防风汤主之。若风寒外袭者，宜五积散，兼大防风汤主之。大抵此证初起，即宜用大营煎，温补气血。

（三）鹤膝风

凡肘膝肿痛，臂胻细小者，名为鹤膝风，以其像鹤膝之形而名之也。或止以两膝肿大，胻腿枯细，不能屈伸，俗又谓之鼓槌风，总不过风、寒、湿三气流注之为病也。然肿痛者必有邪滞，枯细者必因血虚。凡治此者，必宜以养气滋血为主，有风者兼散其风，有寒湿者兼去其寒湿。若果由邪郁成热者，必宜滋阴清火，自无不愈。其有痢后而成者，又名痢后风，此以泻痢亡阴，尤宜壮肾。凡寒胜者，宜三气饮或大防风汤之类主之。热胜者，宜保阴煎、大秦艽汤之类主之。若以阳气不足，而败及四肢者，非右归丸、理阴煎及八味地黄丸之类不可。

（四）下疳疮

下疳一证，本肝肾湿热证也。若无外因而病者，不过去其湿热，或滋真阴。湿热既清，其疮自愈，无足虑也。惟感触淫毒而患者，毒有浅深，则病有微甚，皆宜用百草煎熏洗，外以螵蛸散敷之，则轻者自愈。若湿热甚，而为肿为痛者，宜用芍药蒺藜煎，兼而治之。

（五）杖疮

杖疮一证，凡其甚者，必以瘀血为患。血瘀在外者，浅则砭之，深则刺之，内溃者开之，腐肉者取之；血瘀在内者，宜以活血流气之药和之，甚者利之行之，此治血凝之法也。然其受刑之时，号叫则伤气，忍痛则伤血，悲愤则伤志，血气情志俱伤，虚所必至，若不培补，则赢困日甚矣。况脾主肌肉，脾气受伤，则饮食必减，血脉损坏，则肌肉俱病。故凡即伤之后，但察其虚多滞少者，则宜以参、芪、归、术、熟地、甘草之属，专理脾气以托气血，脾健则元气日复，肌肉自生，可保无虞矣。其有伤筋骨而作痛者，宜没药降圣丹治之。

第四章

医案

第一节 内科杂病

一、秘结

朱翰林太夫人，年近七旬，于五月时，偶因一跌，即致寒热。群医为之滋阴清火，用生地、芍药、丹皮、黄芩、知母之属，其势日甚。及余诊之，见其六脉无力，虽头面、上身有热，而口则不渴，且足冷至股。余曰：此阴虚受邪，非跌之为病，实阴证也。遂以理阴煎加人参、柴胡，二剂而热退，日进粥食二三碗；而大便以半月不通，腹且渐胀，咸以为虑，群议燥结为火，复欲用清凉等剂。余坚执不从，谓其如此之脉，如此之年，如此之足冷，若再一清火，其原必败，不可为矣。经曰：肾恶燥，急食辛以润之，正此谓也。乃以前药更加姜、附，倍用人参、当归，数剂而便即通，胀即退，日渐复原矣。病起之后，众始服其定见。

二、肿胀

向余尝治一陶姓之友，年逾四旬，因患伤寒，为医误治，危在呼吸，乃以大剂参、附、熟地之类，幸得挽回。愈后喜饮，未及两月，忽病足股尽肿，胀及于腹，按之如鼓，坚而且硬，因其前次之病，中气本伤，近日之病，又因酒湿，度非加减肾气汤不可治，遂连进数服，虽无所碍，然终不见效，人皆料其必不可治。余熟计其前后，病因本属脾肾大虚，而今兼以渗利，未免减去补力，亦与实漏卮者何异？元气不能复，病必不能退。遂悉去利水等药，而专用参附理阴煎，仍加白术，大剂与之，三剂而足胫渐消，二十余剂而腹胀尽退，愈后人皆叹服，曰：此证本无生理，以此之胀，而以此之治，何其见之神也。自后凡治全虚者，悉用此法，无一不效，可见妙法之中，更有妙焉，顾在用者之何如耳。塞因塞用，斯其最也，学者当切识此意。

三、 吐血

倪孝廉者，年逾四旬，素以灯窗思虑之劳，伤及脾气，时有呕吐之证，过劳即发，余常以理阴煎、温胃饮之属，随饮即愈。一日于暑末时，因连日交际，致劳心脾，遂上为吐血，下为泄血，俱大如手片，或紫或红，其多可畏。急以延余，而余适他往，复延一时名者，云：此因劳而火起心脾，兼以暑令正旺，而二火相济，所以致此。乃与犀角、地黄、童便、知母之属，药及两剂，其吐愈甚，脉益紧数，困惫垂危。彼医云：此其脉证俱逆，原无生理，不可为也。其子惶惧，复至恳余，因往视之，则形势俱剧，第以素契不可辞，乃用人参、熟地、干姜、甘草四味大剂与之。初服毫不为动，次服觉呕恶稍止而脉中微有生意，及复加附子、炮姜各二钱，人参、熟地各一两，白术四钱，炙甘草一钱，茯苓二钱，黄昏与服，竟得大睡，直至四鼓，复进之，而呕止血亦止。遂大加温补，调理旬日而复健如故。余初用此药，适一同道者在，见之惊骇，莫测其谓，及其既愈，乃始心服，曰：向始不有公在，必为童便、犀角、黄连、知母之所毙，而人仍归誉于前医，曰：彼原说脉证俱逆，本不可治。终是识高见到，人莫及也。嗟嗟！夫童便最能动呕，犀角、知、连最能败脾，时当二火，而证非二火，此人此证，以劳倦伤脾而脾胃阳虚，气有不摄，所以动血，再用寒凉，脾必败而死矣。倘以此杀人而反以此得誉，天下不明之事类多如此，亦何从而辨白哉！此后有史姓等数人，皆同此证，予悉用六味回阳饮活之。此实至理，而人以为异，故并纪焉。

四、 衄血

余尝治一多欲少年，以伤寒七日之后，忽尔鼻衄，以为将解之兆，及自辰至申，所衄者一斗余，鼻息脉息俱已将脱，身凉如冰，目视俱直，而犹涓涓不绝，呼吸垂危。其父母号呼求救，余急投镇阴煎一剂，衄乃止，身乃温，次加调理而愈。自后凡治此证，无不附应，亦神矣哉。

第二节 外科疾病

一、发背

南都聂姓者，时六月患发背，腐肉已去，疮口尺许，色赤焮肿，发热不食，欲呕不呕，服十宣散等药，自为不起，请余决之。其脉轻诊则浮而数，重诊则弱而涩，此溃后之正脉。然疮口开张，血气虚也；欲呕不呕，脾胃虚也；色赤焮肿，虚火之象也，尚可治。遂与十全大补汤加酒炒黄柏、知母、五味、麦冬，及饮童便，饮食顿进，肌肉顿生。服至八剂，疮口收如许。又惑于人言，谓余毒未尽，乃服消毒药二剂，复发热、昏愦，急进前药，又二十余剂乃愈。后两月，因作善事，一昼夜不睡，以致劳倦发热，似睡不睡，与前汤二剂，更加发热，饮食不进，惟饮热汤后，后以前药加附子一钱，二剂复愈。

二、耳疮

予尝治一儒者，年近三旬，素有耳病，每年常发，发必肿溃，至乙亥二月，其发则甚，自耳根下连颈项，上连头角，耳前耳后，莫不肿痛。诸医之治，无非散风降火。至一月后，稠胀鲜血自耳迸出，每二三日必出一酒盅许。然脓出而肿全不消，痛全不减，枕不可近，食不可加，气体俱困，自分其危，延余治之。察其形气已大不足；察其病体则肿痛如旧，仍若有余；察其脉息则或见弦急，或见缓弱，此非实热可知。然脉不甚紧，而或时缓弱，亦得溃疡之体，尚属可治。遂先以六味汤，二三剂而元气稍振；继以一阴煎加牛蒡、茯苓、泽泻，仍倍加白蒺藜为君，服五十余剂，外用降痈散昼夜敷治，两月而后愈。盖此证虽似溃疡有余，而实以肝肾不足，上实下虚，一奇证也，故存识之。